Norman Schöffel
David A. Groneberg | Henryk Thielemann | Axel Ekkernkamp

Schwarzbuch Doping

D1725401

Medizinisch Wissenschaftliche Verlagsgesellschaft

Norman Schöffel

David A. Groneberg | Henryk Thielemann | Axel Ekkernkamp

Schwarzbuch Doping

Methoden, Mittel, Machenschaften

 Medizinisch Wissenschaftliche Verlagsgesellschaft

Die Autoren

Dr. med. Norman Schöffel
Unfallkrankenhaus Berlin
Klinik für Allgemein- und Viszeralchirurgie
Warener Straße 7
12683 Berlin

Prof. Dr. med. Dr. h.c. mult. David A. Groneberg
Goethe-Universität Frankfurt am Main
Institut für Arbeitsmedizin, Sozialmedizin und Umweltmedizin
Theodor-Stern-Kai 7
60590 Frankfurt a.M.

Dr. med. Henryk Thielemann, MBA
Unfallkrankenhaus Berlin
Klinik für Allgemein- und Viszeralchirurgie
Warener Straße 7
12683 Berlin

Prof. Dr. med. Dr. h.c. Axel Ekkernkamp
Unfallkrankenhaus Berlin
Warener Straße 7
12683 Berlin
und
Universitätsklinikum Greifswald
der Ernst-Moritz-Arndt-Universität Greifswald
Ferdinand-Sauerbruch-Straße
17489 Greifswald

MWV Medizinisch Wissenschaftliche Verlagsgesellschaft mbH & Co. KG
Zimmerstraße 11
10969 Berlin
www.mwv-berlin.de

ISBN 978-3-95466-135-0

Bibliografische Information der Deutschen Nationalbibliothek
Die Deutsche Nationalbibliothek verzeichnet diese Publikation in der Deutschen Nationalbibliografie; detaillierte bibliografische Informationen sind im Internet über http://dnb.d-nb.de abrufbar.

© MWV Medizinisch Wissenschaftliche Verlagsgesellschaft Berlin, 2015

Produkt-/Projektmanagement: Anna-Lena Spies, Barbara Kreuzpointner, Berlin
Lektorat: Monika Laut-Zimmermann, Berlin
Layout & Satz: eScriptum GmbH & Co KG – Digital Solutions, Berlin
Druck: druckhaus köthen GmbH & Co. KG, Köthen

Zuschriften und Kritik an:
MWV Medizinisch Wissenschaftliche Verlagsgesellschaft mbH & Co. KG, Zimmerstr. 11, 10969 Berlin, lektorat@mwv-berlin.de

Vorwort

„[...] Gedopt ist für mich jemand, der vom Rad steigt und keinen klaren Satz sprechen kann, weil er voll gepumpt mit Tabletten ist. Das war ich nie. Ich habe Pillen geschluckt, klar. Wie alle anderen auch. Aber in Absprache mit meinem Arzt, nie unkontrolliert. Außerdem: Zu meiner Zeit war Doping nicht verboten. [...] Doping ist keine Frage der Qualität. Entscheidend ist doch, wie viel ich mir reinhaue!"

Diese Aussage zum Thema Doping hat keiner der typischen, verfehlten Hobby-Sportler abgegeben, sondern Rudi Altig im Jahr 1997, eines der Aushängeschilder des Radsports in Deutschland, einstiger Etappen-Sieger der Tour de France und Träger des Gelben Trikots. Sie zeigt deutlich, wie tief das Thema Doping im Sport verwurzelt ist, vor allem im Radsport.

Das *Schwarzbuch Doping* stellt heraus, dass Doping nicht nur ein Phänomen des Hochleistungssports, sondern des gesamten Sports ist. Die Autoren verfolgen die Hypothese, dass die Problematik über viele Jahrzehnte in ihren Ausmaßen öffentlich verkannt und heruntergespielt wurde. Nun ist jedoch einer breiten Öffentlichkeit deutlich geworden, dass der gesamte Sport von der Dopingproblematik betroffen ist. Wir müssen von einem gesamtgesellschaftlichen Problem ausgehen, dessen vollständige Lösung nicht umzusetzen zu sein scheint. Zu stark sind die Verflechtungen und zu schwach die Nachweismethoden und Sanktionen. Doping kann in diesem Zusammenhang auch als ein Spiegelbild der Gesellschaft verstanden werden: Je krasser der Leistungsgedanke ist, desto leichter fällt der Weg zu illegalen Methoden. Ethik spielt dann keine Rolle mehr.

Norman Schöffel
David A. Groneberg
Henryk Thielemann
Axel Ekkernkamp

im November 2014

Inhalt

Inhalt

1 Etymologie, Definition und Geschichte

Das Wort „Doping" ist dem Verb *„dope"* aus dem Englischen entlehnt und meint übersetzt „sich aufputschen". Sein etymologischer (sprachgeschichtlicher) Ursprung liegt im Afrikaans, der Sprache der Buren in Südafrika. Als Buren werden die europäisch-stämmigen Weißen in Südafrika bezeichnet, die vorwiegend von niederländischen, deutschen und französischen Siedlern abstammen. Diese übernahmen das Wort „Dop", das einen starken Schnaps bezeichnet, den die eingeborenen Zulu tranken, als generelle Bezeichnung für Getränke mit stimulierender Wirkung. Aus dem Afrikaans fand das Wort seinen Weg nach Großbritannien, wo es im Zusammenhang mit Pferderennen, bei denen Aufputschmittel zum Einsatz kamen, erstmals Erwähnung fand. Im Sport wurde nachweislich schon 1879 beim Sechstageradrennen in London gedopt. 1889 wurde der Begriff „Doping" zum ersten Mal in einem englischen Lexikon aufgeführt und meinte die Verabreichung einer Mischung aus Opium und verschiedenen Narkotika an Rennpferde. Zu Beginn des 20. Jahrhunderts wurden lediglich bestimmte Substanzen wie Strychnin, Kokain, Morphin und Koffein als „Dopingmittel" bezeichnet. Obwohl 1910 im Pferderennsport ein Speicheltest für Pferde zum Nachweis von Aufputschmitteln eingeführt wurde und bei positivem Nachweis zum sofortigen Ausschluss führte, galt dies für menschliche Sportler lange Zeit nicht. Die ersten systematischen Dopingkontrollen bei Olympischen Spielen wurden 1968 während der Olympischen Winterspiele in Grenoble und der Sommerspiele in Mexiko-City durchgeführt.

Die exakte Definition von „Doping" ist schwierig. So ist es bis heute nicht gelungen, anhand einer Formulierung eindeutig darzulegen, was „Doping" ist bzw. wann „Doping" vorliegt. Erste Ansätze, die sich um eine ganzheitliche Definition bemühten, stammen aus den 1960er-Jahren. 1963 definierte der Europarat „Doping" als „die Verabreichung oder den Gebrauch körperfremder Substanzen in jeder Form und physiologischer Substanzen in abnormaler Form oder auf abnormalem Weg an gesunde Personen mit dem einzigen Ziel der künstlichen und unfairen Steigerung der Leistung für den Wettkampf." Aus dieser Formulierung ergeben sich mehrere Probleme. So werden Substanzen erst mit „Doping" in Verbindung gebracht, wenn diese „in abnormaler Form" eingenommen werden. Weiterhin ist die Verwendung von „körperfremden Substanzen" als „Doping" definiert. Demnach gilt beispielsweise der Testosteronmissbrauch nicht als „Doping", da Testosteron sowohl im Körper von Männern als auch in geringeren Mengen bei Frauen natürlich vorkommt. 1977 definierte der DSB (Deutscher Sportbund) „Doping" als den „Versuch unphysiologischer Steigerung der Leistungsfähigkeit durch Anwendung von Doping-Substanzen (...)." Die Problematik dieser Definition liegt innerhalb der Definition selbst, da der Begriff „Doping" bzw. „Doping-Substanzen" für die Umschreibung Teil der Definition ist.

1999 wurde bei der Welt-Doping-Konferenz in Lausanne schließlich eine neue Definition von „Doping" festgelegt, die „Doping" enumerativ bestimmt. Nach dieser werden verbotene Wirkstoffe, Methoden und Verhaltensweisen in einer Liste ausdrücklich aufgezählt (enumerativ). Als Grundlage diente ein Entwurf des Internationalen Olympischen Komitees (IOC). Über einige Jahre galten sowohl die Liste des IOC als auch die der Welt-Anti-Doping-Agentur (WADA), die nicht identisch waren und deshalb in Dopingfällen mehrfach zu rechtlichen Auseinandersetzungen führten. Erst seit dem 1. Januar 2004 gilt international alleinig die Doping-Definition der WADA, womit das bisherige Reglement des IOC erweitert wurde. Das Reglement unterscheidet dabei drei Kategorien. So gibt es „zu jeder Zeit in und außerhalb von Wettkämpfen", „nur im Wettkampf" und „nur in speziellen Sportarten" verbotene Substanzen und Methoden. Bestimmte Substanzen, die eigentlich verboten sind, können jedoch durch den Nachweis der medizinischen Notwendigkeit im Rahmen von Ausnahmeregelungen legal konsumiert werden (z.B. Kortison- und Asthmapräparate). Daneben gibt es Grenzwertfestlegungen für bestimmte Substanzen in bestimmten Sportarten (z.B. Alkohol beim Bogenschießen). Weiterhin legt die WADA Grenzwerte für einzelne Substanzen fest, um individuellen, physiologischen Schwankungen gerecht zu werden (z.B. Testosteron/Epitestosteron-Verhältnis). Es sollte jedoch bedacht werden, dass Grenzwertfestlegungen teilweise fehlende (z.B. Nachweis von Substanzen, welche die Blutbildung anregen wie HIF 1 Alpha-Stabilisatoren) oder sehr aufwändige und damit kostenintensive Nachweisverfahren (z.B. Nachweis künstlicher Wachstumshormone wie IGF-1) kompensieren sollen, da die Festlegung den Missbrauch zumindest einschränkt. Grenzwerte sollten generell lediglich als Richtwerte benutzt werden, da sie ein gewisses Maß an Doping ermöglichen können, ohne dass rechtliche Konsequenzen befürchtet werden müssen. So ist bekannt, dass systematisch an Grenzwerte „herangedopt" wird. 1998 wurde mit der Festlegung des Hämatokrit-Grenzwertes auf 50 der EPO-Missbrauch zwar eingeschränkt, er war jedoch weiterhin weitgehend unkontrolliert möglich. Erst seit dem Jahr 2000 ist EPO nachweisbar und hat so bislang zu zahlreichen Aufdeckungen von Missbrauchsfällen geführt. Mehr dazu im Kapitel Blutdoping (s. Kap. 3.1.6).

Die aktuelle WADA-Liste ist in Bezug auf einige Mittel und Methoden lückenhaft, die in Sachen „Doping" als besonders fragwürdig gelten, da sie erste Hemmschwellen des Doping- und Drogenmissbrauchs übertreten. Dazu gehört beispielsweise der erlaubte Konsum von Kreatinpräparaten, die vorrangig mit dem Ziel der Leistungssteigerung und nicht der Nahrungsergänzung eingenommen werden. In gewissem Maße wird die WADA dem grenzwertigen und fragwürdigen Konsum von Substanzen/Pharmaka gerecht, die unter dem Verdacht des Missbrauchs stehen. So führt die WADA zusätzlich eine Überwachungsliste der „speziellen Wirkstoffe", die beispielsweise Substanzen erfasst, bei denen fraglich ist, inwiefern der Missbrauch Vorteile bringt (z.B. Cannabis). Inzwischen sind Cannabinoide im Wettkampf verboten. Zudem soll der Gebrauch von weitverbreiteten Inhaltsstoffen von Arzneimitteln (z.B. Pseudoephedrin), die in der Vergangenheit auf der Dopingliste standen, und neuen Wirkstoffen, deren Missbrauchspotenzial fraglich erscheint, überwacht werden. Im Allgemeinen wird bei Dopingkontrollen auf diese „speziellen Wirkstoffe" getestet, um daraus mögliche Missbrauchstendenzen zu erkennen. Auf der Grundlage dieser Tests soll dann entschieden werden, ob die überwachten Substanzen auf die Liste der verbotenen Wirkstoffe und Methoden gesetzt oder gänzlich von der Dopingliste gestrichen werden.

Die Dopingliste der WADA unterliegt einer permanenten Aktualisierung und wird durch die Regelungen der nationalen Verbände ergänzt. Aufgrund dieser Tatsache, dass einzelne nationale Anti-Doping-Bestimmungen teilweise nicht mit denen der WADA identisch sind, ergeben sich diverse Probleme. So ist nicht gewährleistet, dass ein Dopingverstoß in jedem Land gleich geahndet wird. Eines der Ziele der WADA ist es deshalb, die Regularien und die Einhaltung derselben international zu vereinheitlichen.

Generell kommt die folgende Definition dem derzeitigen Verständnis von „Doping" am nächsten: Als „Doping" gelten die Anwendung und der Nachweis von Substanzen und Methoden sowie deren Metaboliten und Marker als auch das Überschreiten von Grenzwerten und das Missachten von Konventionen, die durch die WADA als „Doping" festgelegt und definiert werden. Ziel des Dopings ist es vornehmlich, die Leistungsfähigkeit und Regeneration des Organismus „unphysiologisch" zu steigern. Daneben werden der Handel mit sowie der Besitz von definierten, verbotenen Mitteln und Methoden, als auch der Versuch des Missbrauchs solcher, als „Doping" definiert. Weiterhin gelten das Verfälschen von Proben, als auch der Verfälschungsversuch, das Nichterscheinen bei Dopingkontrollen oder der anderweitige Versuch sich diesen zu entziehen oder diese zu manipulieren, als „Doping". Das Verwenden und der Besitz von Präparaten ohne ärztliche Erlaubnis (z.B. Rezept), die gewissen Konventionen unterliegen (z.B. Asthmamittel) sowie falsche oder nachlässige Angaben von Aufenthaltsorten wie sie von Verbänden für Dopingkontrollen gefordert werden, gelten ebenfalls als „Doping" oder werden zumindest sanktioniert.

Leistungssteigernde Substanzen und Drogen sind bereits seit der Antike überliefert und werden vermutlich schon seit den Anfängen der Menschheit benutzt. Zu dieser Zeit wurden sie jedoch weniger im sportlichen Wettkampf an sich, als vielmehr in kriegerischen Auseinandersetzungen zur Steigerung der Kampfkraft und als Kulturgut für die Verwendung bei besonderen Anlässen wie Zeremonien verwendet. Als beispielhaft sei in dem Zusammenhang die Verwendung der Blätter des Kokastrauches (Kokain) in Mittel- und Südamerika erwähnt, die seit dem Mittelalter in Europa bekannt und wahrscheinlich schon weitaus länger in Gebrauch sind. Sie dienten z.B. der Steigerung der Kampfesleistung und der Erhaltung eines einzigartigen Postleitungssystems mittels „Schnellläufern". In den letzten 100 Jahren gab es, bedingt durch die enormen technologischen und gesellschaftlichen Veränderungen, einen Wandel hinsichtlich des Missbrauchs von Dopingmitteln/ Drogen und der Einstellung zu diesen in der Gesellschaft. In besonderem Maße ist dieser im Hochleistungssport zu beobachten. Seit dem ausgehenden 19. Jahrhundert werden leistungssteigernde Substanzen und Drogen im Sport systematisch eingesetzt. Nachweislich dopen bereits 1879 die Engländer Haverley und Duryea mit Heroin und Kokain während einer Tag- und Nachtfahrt auf einer Radrennbahn, wobei sie mit ihrer Leistung für die Verlässlichkeit britischer Fahrräder werben sollten. Man kann verallgemeinernd sagen, dass bis in die 1930er-Jahre im Sport, vor allem mit Aufputschmitteln wie Strychnin oder hochkonzentrierten Koffein-Lösungen, kombiniert mit starken Schmerz- sowie Rauschmitteln wie Heroin oder Alkohol gedopt wurde. In den 1930er-Jahren wurden erstmals Sexualhormone wie Testosteron (dies gehört in die Gruppe der anabolen Steroide) isoliert und später auch künstlich synthetisiert. Seit diesem Zeitraum werden diese im Sport missbraucht. In den 1950er-Jahren setzte sich, zusätzlich zu den Anabolika, der Missbrauch von Amphetaminen im Sport durch. Allen voran sei hier das Präparat Pervitin mit dem Wirkstoff Methamphetamin erwähnt, das schon im 2. Weltkrieg während der Luft- und Bodenkämpfe eingesetzt wurde. Methamphetamin ist heute auch als „Crystal Meth" bekannt. An den Folgen des Missbrauchs dieser Substanz starb der Däne Knud Enemark Jensen bei den Olympischen Spielen 1960, nachdem er während des 100 km Mannschaftsradzeitfahrens einen Hitzschlag erlitt.

Neben den Amphetaminen und Anabolika setzten sich in den 1950er-Jahren im Sport zunehmend Glukokortikoide (z.B. Kortisol) durch. In den 1960–1970er-Jahren wurde das Blutdoping neben den Anabolika im Hochleistungssport, vor allem im Ausdauersport, bestimmend. Zu dieser Zeit gab es jedoch noch kein Erythropoietin (kurz: EPO), sodass mit Fremd- oder Eigenblutkonserven vorliebgenommen wurde. Mitte der 1980er-Jahre ebnete ein weiterer Meilenstein in der technologischen und medizinischen Entwicklung den Weg für den bis dato wahrscheinlich größten Leistungssprung im Sport. Zu dieser Zeit gelang es erstmals mit Hilfe der Gentechnologie menschliches Erbgut in Zellen von anderen Organismen zu übertragen (fachsprachl. „transferieren") und zur Produktion von verschiedenen Stoffen wie Insulin, Wachstumshormonen oder EPO anzuregen. Das Zeitalter der „rekombinierten Hormone" wurde eingeläutet. Als Produktionsort dafür dienten vor allem Bakterienkulturen, da sie eine kostengünstige „Massenherstellung" ermöglichten. Diese rekombinierten Substanzen, allen voran EPO, haben seit dem Ende der 1980er-Jahre dem Doping im Sport eine Dimension gegeben, die in Hinsicht auf die Möglichkeiten der Leistungssteigerungen bis dato nicht bekannt war.

Generell hat sich das Doping seit den 1980er-Jahren durch die allgemeine Professionalisierung im Sport, sowohl in Bezug auf die Trainingsmethodik als auch die finanziellen Beiträge (Sponsoring der großen Industriekonzerne), stark verändert. Man kann sagen, dass spätestens seit dieser Zeit das Doping im Hochleistungssport, vor allem im Ausdauersport, genauso systematisch und kostenintensiv geplant wurde und wird wie das Training. Erst in den letzten Jahren konnte mit der Einführung von Grenzwerten und sensiblen Nachweisverfahren der Missbrauch von rekombinierten Hormonen eingeschränkt werden.

Im auslaufenden Jahrtausend wurden darüber hinaus jedoch neue erschreckende Wege des Dopings eingeschlagen. Gemeint ist das sogenannte „Gendoping", das seit der Affäre um den Leichtathletik-Trainer Thomas Springstein in aller Munde ist und für die Zukunft einen erneuten Quantensprung des Missbrauches und der damit verbundenen Leistungssteigerungen erwarten lässt.

2 Doping und seine Hintergründe: eine Bestandsaufnahme

Fragt man jemanden, was er mit dem Begriff „Doping" assoziiert, werden bei den meisten die Begriffe EPO, Radsport und Bodybuilding fallen. Doping ist jedoch ein weitaus komplexeres Thema. So wird der Begriff „Doping" im Sport vielfach mit dem „gewöhnlichen" Drogenmissbrauch vermischt. In der Tat sind diese Begriffe sehr eng miteinander verbunden. Nicht umsonst haben sich Redewendungen wie „Sport ist Mord" oder die allgemeine Auffassung davon, dass Sport eine „Droge" ist und „abhängig" macht, in unserem Wortschatz und in unserer Einstellung dem Sport gegenüber verfestigt. In den folgenden Kapiteln sollen neben den sozio-ökonomischen, persönlichen, politischen und wirtschaftlichen Aspekten des Dopings, auch andere Besonderheiten wie Doping im Breitensport, die sportrechtliche Autonomie und weitere Aspekte detailliert und differenziert dargestellt werden, um dem Gebilde „Doping" zumindest annähernd in seinen Ausmaßen gerecht zu werden.

2.1 WADA, NADA, IOC

Die WADA (World Anti Doping Agency) ist eine internationale Organisation, die Doping definiert und Maßnahmen gegen das Doping im Leistungssport anordnet. Sie ist als übergeordnete Dopinginstanz zu betrachten. Gegründet wurde sie 1999 in Lausanne (Schweiz), um die Anti-Doping-Interessen des

IOC (Internationales Olympisches Komitee) besser zu vertreten und durchzusetzen. Bis 2003 wurde jeweils eine Anti-Doping-Liste vom IOC und von der WADA geführt, die zudem nicht einheitlich waren. Seit 2004 ist nur noch der WADA-Code gültig. Die NADA (Nationalen Anti-Doping Agenturen – National Anti-Doping Agencies) sind untergeordnete Institutionen der WADA, deren Aufgabe in der Umsetzung der Anti-Doping-Regularien gemäß des WADA-Codes auf nationaler Ebene besteht. In Deutschland ist die NADA 2002 aus dem NOK (Nationalen Olympischen Komitee) hervorgegangen. Sie setzt sich intern aus einem Vorstand, einer Geschäftsleitung und einem Kuratorium zusammen. Das Kuratorium besteht aus Vertretern der Wirtschaft, des Bundesinnenministeriums und des organisierten Sports. Das Kuratorium ist eine Art Aufsichtsrat, dessen Funktion in der „Beratung und Überwachung des Vorstandes" besteht. Letzterer (der Vorstand) wird vom Kuratorium selbst bestimmt. Den benannten Vorstandsmitgliedern obliegt formal die Geschäftsführung und Außenvertretung der Organisation. Die eigentliche „operative" Arbeit erledigen die hauptamtlichen Geschäftsleiter und deren Angestellte.

Die Aufgaben der WADA bestehen weiterhin in Vereinbarungen mit den internationalen Sportfachverbänden über die Durchführung von Trainingskontrollen für die sportliche Weltspitze, der Weiterentwicklung des Antidopingcodes, der Harmonisierung der Antidopingregeln, der Förderung der Forschung zur Dopingproblematik, der Beobachtung und Kontrolldurchführung bei wichtigen internationalen Sportereignissen, der Prävention, der Förderung des Aufbaus und der Entwicklung von nationalen Antidopingagenturen, der Einrichtung von Schiedsgerichten und in der Einrichtung von Beratungs- und Auskunftsstellen für Sportlerinnen und Sportler, welche die nationalen Agenturen und deren Interessen international vertreten sollen (WADA 2009).

Über die Aufgaben der WADA gibt es jedoch Differenzen. So sieht der Vorsitzende des IOC, Dr. Thomas Bach, die WADA als „Dienstleister" in Fragen Doping an, während für ihn die Aufgaben des IOC in der „Sinnwandlung" über zukünftige Entwicklungen des Sports liegen. Das diese jedoch eng mit der Entwicklung der Dopingthematik verbunden sind, scheint er dabei auszublenden. Nicht umsonst hat er sich gegen das „Anti-Doping-Gesetz" in Deutschland ausgesprochen, das seit dem 1.1.2008 in Kraft ist und eine verschärfte Form des Arzneimittelgesetzes darstellt, da dieses, so Bach, „(...) die Autonomie und den Sonderstatus des Sports gefährde (...)." Ein im Grundgesetz verankertes Gesetz gegen Doping würde einige der sportinternen Strukturen wie die sportrechtliche Autonomie „untergraben" (s. Kap. 2.17 Rechtsprechung).

Problematisch ist in jedem Fall ist die Tatsache, dass die WADA finanziell weitgehend abhängig vom IOC ist. Ein Großteil des Budgets von ca. 25 Millionen Dollar wird vom IOC zur Verfügung gestellt. Die einzelnen NADAs werden zum Großteil von den jeweiligen Staaten finanziert, wobei deren Budget insgesamt als sehr klein einzustufen ist. Vergleicht man das Jahresbudget der NADA in Deutschland mit den Aufwendungen die für Doping allein von ehemaligen US-amerikanischen Rad-Team US-Postal um Lance Armstrong gemacht wurden, zeigt sich die ernüchternde Situation deutlich.

Weiterhin kritisch anzumerken ist, dass die NADA eine Einrichtung darstellt, in dessen Kuratorium Vertreter aus Politik, Wirtschaft und Sport sitzen, die einen „formellen" Vorstand wählen, den sie kontrollieren. Dies lässt bezüglich der Doping-Bekämpfung einige Zweifel aufkommen, zumal im Kuratorium einige Personen sitzen/saßen, bei denen Zweifel über ihre Anti-Doping Haltung besteht. Unter diesen Professor Dr. Wilfried Kindermann (ehemals Leiter des Instituts für Sport- und Präventivmedizin, Universität des Saarlandes), der in den 1970er-Jahren über Anabolika für Dopingzwecke geforscht hat. Seine Aussage aus dem Jahr 1977 in Bezug auf den Anabolikagebrauch in der DDR zeigt, auch wenn sie schon 30 Jahre alt ist, ein verfestigtes Bild fernab von jedwedem medizinisch-ethischem Gedanken:

> *„Die Anabolikagabe an Frauen ist eher ein soziales Problem als ein medizinisches. Im Osten kommen Frauen auch mit tieferen Stimmen durch den Alltag."* (Süddeutsche Zeitung 1977, zit. n. Cycling4Fans 2014)

Unlängst ist durch eine Studie der Humboldt-Universität aus dem Jahr 2013 mit dem Titel „Doping in Deutschland von 1950 bis heute aus historisch-soziologischer Sicht im Kontext ethischer Legitimation" bekannt geworden, dass auch in der BRD eine systematische anwendungs- und erfolgsorientierte Dopingforschung unter politisch-wirtschaftlicher Motivation und Förderung auf Kosten des Steuerzahlers betrieben wurde.

Aus dieser Sachlage lässt sich Folgendes ableiten: Solange Vertreter aus Politik und Wirtschaft im Anti-Doping-Kampf die Gelder verwalten und lenken, „Vorstandsmarionetten" gewählt werden sowie im Anti-Doping-Kampf Personen entscheidenden Einfluss haben, die „Diener zweier Herren" sind (wie in den benannten Beispielen), kann sich an der Dopingproblematik nur wenig ändern. Letztlich besteht weiterhin ein national-, politisch- und wirtschaftlich-motiviertes Interesse, dass „deutsche" Athleten internationalen Erfolg haben. Ohne Doping, so scheint es, sind deutsche Sportler bei der immer noch präsenten internationalen Doping-Situation in zahlreichen Sportarten in der Weltspitze chancenlos.

So wurde zum Beispiel den Doping-Kontrolleuren der WADA im Jahr 2007 die Einreise nach China untersagt. Während der Olympischen Spiele 2008 sah die Situation zwar anders aus, da aber ein Großteil von Dopingmitteln nach ein paar Tagen bereits nicht mehr nachweisbar ist und das größte Missbrauchspotenzial von Dopingmitteln und -methoden seit jeher nicht in der direkten, kurzfristigen Wirkung liegt, sondern in der längerfristigen Anwendung und Verabreichung im Training, ist die Aussagekraft der Kontrollen deutlich eingeschränkt.

China ist mit seiner aufstrebenden Wirtschaft in pekuniärer Hinsicht in der Lage, ideale Bedingungen für den Hochleistungssport und letztlich auch für den Dopingmissbrauch zu etablieren, denn dieser ist mit einem enormen Aufwand verbunden. Man muss in diesem Zusammenhang jedoch auch darauf verweisen, dass sich durch die politischen Verhältnisse in China ein systematisch-organisiertes Talentsichtungs- und Leistungsförderungssystem entwickelt hat, wie es bislang in vergleichbarer Form eigentlich nur in den ehemaligen Staaten des Ostblocks (vor allem in der DDR) existiert hat.

Akzeptanz und Durchsetzung des WADA-Codes

Die WADA-Liste der verbotenen Wirkstoffe und Methoden wird von den meisten Verbänden und Sportarten auf nationaler Ebene akzeptiert. Inwiefern diese umgesetzt werden, soll hier außen vor bleiben. Tatsache ist, dass viele Sportverbände in der Vergangenheit die Dopingregularien der WADA entweder nicht anerkannten oder über Jahre, teilweise Jahrzehnte, keine Dopingkontrollen durchgeführt haben. Man muss davon ausgehen, dass in den USA im American-Football, Ice-Hockey, Baseball und auch im Basketball ein massives Dopingproblem bestand und besteht. Spätestens seit dem Balco-Skandal (s. Abschnitt zur Balco-Affäre in Kap. 3.1.1) weiß man, dass in diesen Sportarten ein flächendeckender Missbrauch von anabolen Wirkstoffen ähnliche Verbreitung hat wie das Blutdoping im Radsport. In diesen Sportarten wird/wurde zwar auf „harte Drogen" wie Kokain und Morphin-Derivate getestet, jedoch lange Zeit nicht auf Anabolika.

Dieser Verdacht erhärtet sich zusätzlich, da in diesen Sportarten noch weitaus größere Finanzbeträge im Spiel sind als beispielsweise im Radsport und somit der Anreiz mit Doping nachzuhelfen noch weitaus größer sein dürfte. Viele der US-Sportstars müssen beim Gehalt den Vergleich zu Michael Schumacher mit seinen ehemals circa 20–30 Millionen Euro pro Jahr nicht scheuen.

Die Ausmaße des Dopings, wie er seit Jahrzehnten in den großen US-amerikanischen Sportarten vermutet wurde, ist erst jüngst im Rahmen des „Biogenesis Skandals" erstmals einer breiten Öffentlichkeit bekannt geworden (s. Abschnitt zum Biogenesis Skandal in Kap. 3.1.1).

2.2   Das Problem der Dopingtests: gedopt und dennoch negativ

Viele sehen die Wirksamkeit der heutigen Dopingkontrollen und Dopingprävention darin bestätigt, dass es nur eine verschwindend geringe Anzahl von positiven Proben gibt. Tatsache ist, dass innerhalb der letzten 30 Jahre bei Olympischen Spielen etwa 17.000 Dopingkontrollen durchgeführt wurden, wobei lediglich etwa 60 Athletinnen und Athleten als „positiv" überführt wurden. Das sind weniger als 0,5 %. Heute ist jedoch bekannt, dass zwischen 1960 und 1990 in manchen Disziplinen und Sportarten nahezu die gesamte Weltspitze gedopt war (z.B. Gewichtheben, Wurf- und Stoßdisziplinen der Leichtathletik). Die geringe Zahl der Positivfälle beweist hierbei die geringe Wirksamkeit der Wettkampfkontrollen. Mittlerweile sind die Wettkampfkontrollen um ein vielfaches verbessert worden, jedoch ist man sich seit Jahren darüber im Klaren, dass der Schlüssel zur Bekämpfung des Dopings in der gezielten Anwendung von Trainingskontrollen liegt. So werden die bekannten Mittel und Methoden häufig im Trainingsaufbau missbraucht und kurz vor dem Wettkampf abgesetzt. Sie sind dann folglich in der Wettkampfkontrolle nicht mehr nachweisbar. Das Ziel muss also zukünftig in der Etablierung eines weltweit einheitlichen Kontrollsystems bestehen, bei dem vor allem gezielt im Training getestet wird. Wie wirkungsvoll solche Vorgehensweisen sind, hat im Jahr 2007 der Dopingfall Patrick Sinkewitz gezeigt, der im Training in der unmittelbaren Vorbereitung auf die Tour de France des Testosterondopings überführt werden konnte.

Ein weiterer Aspekt, der häufig aufgeführt wird, um die Wirksamkeit der derzeitigen Dopingpolitik und Nachweismethoden zu zeigen, ist der Verweis auf zahlreiche Sportdisziplinen, in denen die Rekordzeiten, die vor 10–20 Jahren aufgestellt wurden, nicht mehr erreicht werden. So stehen einige der ältesten Leichtathletikweltrekorde seit mehr als 20 Jahren wie „ein Fels in der Brandung". Dies sind beispielsweise die von Jürgen Schult 1986 mit dem Diskus geworfenen 74,08 m und die über 800 m von Jarmila Kratchvilova 1983 gelaufenen 1:53:28 min. Jedoch beweist diese Begründung nicht, dass nicht mehr gedopt wird. Es kann lediglich gesagt werden, dass die nach heutigen Kenntnissen wirksamsten Methoden und Mittel heute mitunter nicht mehr missbraucht werden, da sie entweder sehr leicht nachweisbar sind oder man ihre extremen Nebenwirkungen fürchtet.

2.3 Die Bedeutung der Dopinglabore

Wie am Beispiel der NADA exemplarisch deutlich wird, sind viele der akkreditierten Dopinglabore und -institutionen finanziell nicht von nationalen, politischen und wirtschaftlichen Interessen unabhängig. Deutschland nimmt in dieser Hinsicht jedoch immer noch eine Vorreiterfunktion im Vergleich zu anderen Staaten ein. Generell muss man sagen, dass zahlreiche Dopinglabore die Interessen der Verbände und letztlich der Politik und Wirtschaft umsetzen müssen. So ist bekannt, dass einige Dopinglabore in der Vergangenheit Diener zweier Herren waren. Es wurden sowohl die offiziellen Dopingkontrollen bei Wettkämpfen und im Training durchgeführt. Auf der anderen Seite wurden inoffiziell Proben von Sportlern über Mittelsmänner eingeschickt und daraufhin kontrolliert, ob man bei einer eventuellen Dopingkontrolle positiv auffallen würde. Weiterhin nahmen/nehmen einzelne Mitarbeiter von Kontrolllaboren wichtige Beraterfunktion ein, so wie beispielsweise im Rahmen der Ermittlungen in der Festina-Affäre nach der Tour de France 1998 deutlich wurde (s. Kap. 3.1.6 Abschnitt zur Festina-Affäre).

Neben der Unabhängigkeit ist die Finanzierung der Dopinglabore ein weiteres Problem und begründet deren Abhängigkeit von politischen und wirtschaftlichen Entscheidungen. So wurden im Jahr 2006 schätzungsweise 2,7 Milliarden € für Sport-Sponsoring in Deutschland ausgegeben. Dem gegenüber steht ein Etat von nur 1,3 Millionen € der Nationalen Anti-Doping-Agentur (NADA). Wenn man diese Zahlen betrachtet, gewinnt man den Eindruck, dass weder Politik noch Wirtschaft an einer grundlegenden Lösung der Dopingproblematik wirklich interessiert sind. Es scheint, dass so lange die Fassade des „sauberen" Sports für den konsumierenden Bürger gewahrt ist, so lange der Rubel rollt, so lange sich Politiker in ihrem sportpolitischen

Engagement bestätigt sehen, niemand an der Lösung des Problems wirklich interessiert ist.

2.4   Die Problematik zwischen akkreditierten Nachweisverfahren und Missbrauch

In der Vergangenheit und Gegenwart gab und gibt es immer wieder Probleme zwischen dem Missbrauch von Doping, der bis dato nicht nachweisbar war/ist und den Nachweisverfahren, die keine offizielle Gültigkeit besitzen. So wurde 1988 der Tour de France-Sieger Pedro Delgado auf Probenecid, ein Präparat, das den Missbrauch von Anabolika verschleiern kann, getestet. Da Probenecid nicht auf der damaligen Dopingliste stand, konnte Delgado nicht bestraft werden. Allerdings wurde Probenecid nachträglich auf die Liste der verbotenen Substanzen gesetzt.

Ein ähnlicher Fall betraf den deutschen Triathleten Lothar Leder. Leder gehört zu den erfolgreichsten Ironman-Triathleten überhaupt und gewann 1996 als erster Athlet einen Ironman-Triathlon in unter 8 Stunden. Im Jahr 2007 wurde Leder des Eigenblutdopings beschuldigt und letztlich 2008 aufgrund von „formalen Fehlern" freigesprochen.

Der Ablauf war folgendermaßen: Vor dem Ironman Frankfurt 2007 sahen sich die Veranstalter im Angesicht der Dopingenthüllungen im Radsport gezwungen Schritte einzuleiten, um dem Dopinggeneralverdacht für Ausdauersportarten entgegenzuwirken. Dafür wurde das Programm „Eiserne Transparenz" ins Leben gerufen. Im Rahmen dessen gaben alle beim Ironman in Frankfurt startenden Profis freiwillig eine Blutprobe ab. Leder zeigte in der Probe sehr auffällige Werte. So waren die Hämoglobinkonzentration (17,9 g/dl) und der Hämatokritwert auffällig hoch (Hk von 49). Auf der anderen Seite war die Anzahl der Retikulozyten, also der Anzahl junger Blutkörperchen, stark verringert. Diese Fakten deuten stark auf Blutdoping. Die Tatsache, dass der Fall letztlich nicht verurteilt wurde, lag zum einen daran, dass es sich bei der Blutprobe um eine „freiwillige Abgabe" und nicht um einen Dopingtest handelte und zum anderen, dass der „indirekte" Nachweis des Blutdopings zum damaligen Zeitpunkt noch nicht soweit evaluiert war, dass es als Dopingnachweisverfahren Rechtsgültigkeit besaß. Ob Leder nun gedopt war oder nicht, sei dahingestellt. Die Reaktion von anderen Triathleten als diese von dem Dopingverdacht und vor allem den Testwerten erfuhren, sprechen jedoch für sich.

Gleiches gilt für Bromantan, ein Amantadin-Derivat, das stimulierend wirkt und im Verdacht steht, die Anwendung von Erythropoetin zu maskieren. Während der Olympischen Spiele in Atlanta (1996) wurden fünf Athleten aufgrund der Verwendung von Bromantan disqualifiziert. Die Disqualifikation wurde später jedoch wieder aufgehoben, da es damals „offiziell" noch nicht genug Fakten über die Wirkung gab. Die wahren Hintergründe der Aufhebung der Disqualifikationen sind bis heute ungeklärt geblieben. Tatsache ist, dass EPO 1996 noch mit keinem Test nachzuweisen war.

2.5 Die Medikalisierung der Gesellschaft

Die Gesellschaft ist ein sich permanent veränderndes Konstrukt aus einem Zusammenspiel von zahlreichen Einflussfaktoren wie zum Beispiel Religion, Politik, Wirtschaft, aber auch Moral- und Ethikvorstellungen. Die Medikalisierung der Gesellschaft ist dabei einer dieser Einflussfaktoren, welcher sich in den letzten 15 Jahren zunehmend entwickelt hat. Die Medikalisierung leitet sich direkt aus den wirtschaftlichen Interessen einerseits und den medizinischen Möglichkeiten andererseits ab. Dieser Begriff bezeichnet einen gesellschaftlichen Veränderungsprozess, bei dem allgemeine menschliche Lebensbereiche und Lebenserfahrungen in den Fokus systematischer medizinischer Erforschung und Behandlung rücken, die vorher außerhalb der medizinischen Betrachtung standen. Teilbereiche sind zum Beispiel die Anti-Aging Medizin, kosmetische Chirurgie und andere allgemein-medizinische Dienstleistungen zur Optimierung der Lebensführung. Hierbei wird die Medizin, fernab von ihrem eigentlichen Ideal, zu primär kommerziellen Interessen als auch zur Befriedigung der Eitelkeit oder zur Leistungssteigerung entfremdet und missbraucht. Prinzipiell ist auch „Doping" Teil dieser Medikalisierung: Sei es die Schmerztablette am Morgen, um „leistungsfähig" zu sein oder EPO, um den anderen „davonzufahren". Das Ziel der Anwendung bleibt das Gleiche: Leistungssteigerung! Dennoch wird darüber selten geredet, obwohl man diese Entwicklung berücksichtigen muss, denn damit ist die Hemmschwelle in der Grauzone zwischen „Alltagsdoping" und dem „Doping" im Sport gesunken. Präventionsprogramme werden hier mit Sicherheit kurzfristig nicht greifen können. Es muss aber die Öffentlichkeit damit konfrontiert werden, wie zweifelhaft es ist, auf gedopte Spitzensportler zu schimpfen, während viele andere genau das Gleiche tun, allerdings ohne dass es dafür Regeln und Strafen gibt. Konsumiert ein Manager oder Politiker Kokain, um seine Leistung zu steigern, wird dies gesellschaftlich eher akzeptiert als im Sport. Im Sport wird der Dopingmissbrauch stets als verwerflich empfunden, obwohl er letztlich nur ein Spiegelbild der Wertvorstellungen und Anschauungen der Gesellschaft ist!

2.6   Das Problem Doping im Breitensport

Spitzensportler müssen sich den Regelwerken der Nationalen- oder Welt-Anti-Doping-Agentur (NADA bzw. WADA) unterwerfen. Sportler, die in einem Verein organisiert sind, unterliegen in den meisten Fällen ebenfalls Verbandsstrukturen, die zumeist ganzheitlich der NADA unterliegen oder zumindest den WADA-Code offiziell anerkennen. Sie können also gemäß dem Sportrecht im Falle eines Dopingnachweises bestraft werden. Anders sieht die Situation jedoch bei Freizeitsportlern oder Sportlern ohne Vereinszugehörigkeit aus. In sportlicher Hinsicht können diese nur sanktioniert werden, wenn der Veranstalter für einen Wettkampf den WADA-Code ausdrücklich vorschreibt und sie diesen schriftlich anerkennen. Bei einem positiven Dopingtest können dann Preisgelder zurückgefordert werden oder ein Ausschluss von weiteren Veranstaltungen erwirkt werden. Dies ist jedoch in den seltensten Fällen bislang durchgeführt worden, da im Breitensport und von Breitensportlern nur in Ausnahmefällen Dopingkontrollen gemacht und/oder Preisgelder an sie vergeben werden. Strafrechtlich ist wenig zu machen, da der Tatbestand des Betrugs beispielsweise gegenüber Veranstaltern oder Sponsoren somit zumeist nicht erfüllt ist. Die Einnahme (Eigenverabreichung) nicht erlaubter Substanzen an sich ist nicht strafbar, da der Tatbestand der „Selbstbeschädigung" nicht justiziabel ist. Geahndet werden kann nur der Missbrauch der durch das Arzneimittel- oder Betäubungsmittelgesetz (Btm) verbotenen und/oder verschreibungspflichtigen Substanzen. Nach dem verschärften Arzneimittelgesetz, das am 1. Januar 2008 in Kraft getreten ist, kann erst der Handel und der Besitz „nicht geringer Mengen" von Substanzen (Dopingmitteln), die der Verschreibungspflicht (Arzneimittelgesetz) oder dem Btm unterliegen, strafrechtlich geahndet werden und unterliegt nicht mehr ausschließlich der sportrechtlichen Autonomie. Dopingkontrollen bei Breitensportveranstaltungen eignen sich somit lediglich zur Abschreckung. Man kann allerdings derartige Kontrollen in Kombination mit entsprechender Aufklärung zur Prävention einsetzen. Beispielsweise wurde beim Quelle Challenge Roth 2007 (ehemals Ironman Europe) eine Doping-Stichprobe durchgeführt, bei der außerhalb der üblichen Kontrollen der Profis zehn Altersklassenathleten untersucht wurden. Hierbei fiel ein Test tatsächlich positiv auf ein Anabolikum aus. Geht man nun davon aus, dass von den etwa 2.500 Einzelstartern in diesem Rennen etwa 10% dopen, wären 250 Sportler positiv! In Anbetracht der Tatsache, dass im Triathlon einige „Breitensportler" für ihr gesamtes Equipment mehr als 5.000 Euro ausgeben und weitere zahlreiche Entbehrungen auf sich nehmen, muss man davon ausgehen, dass ein Teil dieser Sportler auch bereit ist, seinen Leistungen mit Doping nachzuhelfen!

2.7 Doping bei Männern und Frauen

In der Gesellschaft gibt es trotz Gleichberechtigung große Unterschiede in der Akzeptanz von bestimmten Verhaltensweisen, die mit der Geschlechterrolle zusammenhängen. Bei der Art des Dopings existieren diese Unterschiede gleichfalls. Allgemein findet im Leistungssport jedoch in einem gewissen Maße eine Angleichung des Dopings statt, da sich die Anforderungen an Männer und Frauen im Sport gleichsam anpassen. Dennoch werden zum Beispiel mit anabolen Wirkstoffen aufgebaute Gewichtheber allgemein im Sport und in der Gesellschaft besser akzeptiert als Gewichtheberinnen. Generell entspricht eine muskuläre, austrainierte Erscheinung bei Frauen weniger den gesellschaftlich akzeptierten Idealen.

Von Frauen und Mädchen werden weiterhin ein gewisses Maß an Fremdbestimmung und Abhängigkeit als gegeben angesehen. Dies bedeutet für das Doping bei Frauen, dass dieses folglich seltener eine ausschließlich eigenständig getroffene Entscheidung ist. Häufig wird diese Entscheidung über eine „Vertrauensperson" und „Autorität" abgenommen oder bestimmt. So gibt es Berichte von des Dopings überführten Athletinnen, die angaben, aus Angst vor Kritik und „Liebesentzug" gedopt zu haben.

Bei Männern ist ein muskuläres Erscheinungsbild und Leistungsfähigkeit gesellschaftlich etablierter. Selbstständigkeit und Eigenverantwortlichkeit sind Maximen, nach denen jeder Mann strebt und die auch beim Doping eine wichtige Rolle spielen. So geben geständige Doper oftmals an, sich aktiv über Dopingmittel informiert zu haben, diese dann eigenständig erworben und verabreicht zu haben. Als Beispiel kann man hier den ehemaligen Radprofi Rolf Aldag anführen. Auf der Pressekonferenz zum Thema EPO-Doping im Team Telekom gab dieser zu, sich aktiv über Doping und den Erwerb von EPO zur Eigenverabreichung informiert zu haben. Überspitzt könnte man zusammenfassen: Männer dopen – Frauen werden gedopt!

2.8   Die Rolle der Sportmedizin

Die Begriffe Doping und Sportmedizin sind durch ihre geschichtliche Entwicklung sehr eng miteinander verbunden. Die Sportmedizin beschäftigt sich definitionsgemäß sowohl mit theoretischen als auch mit praktischen Aspekten des Sports und dessen Einfluss auf den menschlichen Organismus. Dazu gehören neben den positiv zu bewertenden physischen, sozialen und psychologischen Effekten auch die Sportverletzungen sowie Verletzungen und Schäden durch Bewegungsmangel. Seit ihren Anfängen ist die Sportmedizin eng mit der Leistungsphysiologie verbunden. Anfangs war Doping in diesem Zusammenhang lediglich von geringerem Interesse. Es ging vielmehr darum, den menschlichen Körper zu vermessen, die Abläufe und Reaktionen des Trainings auf den Organismus qualitativ und quantitativ zu bestimmen, um darüber ein besseres Verständnis des menschlichen Organismus zu erhalten. Man kann sagen, der Sport wurde benutzt, um dem medizinischen Fortschritt zu dienen.

In der weiteren Entwicklung wurden immer neuere Erkenntnisse über Training, Ernährung und die Psychologie des Sports gewonnen, wobei die Sportmedizin einen Wandel erfuhr. Die Sportmedizin und der medizinische Fortschritt – und nicht der Sport – wurden fortan benutzt, um die Leistung des Athleten in seiner jeweiligen Sportart zu optimieren. Den Steigerungen und Entwicklungen der Leistung des menschlichen Organismus sind jedoch natürliche, physiologische Grenzen gesetzt, die auch dafür verantwortlich sind, den Körper vor Schäden durch Überbelastung zu schützen. Diese Grenzen werden unter natürlichen Bedingungen nur in bestimmten Notsituationen überwunden. Empfindet man Todesangst oder besteht akute Lebensgefahr, so können diese Grenzen für eine gewisse Zeit, in einem gewissen Maße, überwunden werden. Das Ziel des Dopings ist es, diese Grenzen permanent zu überschreiten bzw. sie zu verschieben. Damit setzt man den Organismus einer enormen Gefahr aus, Schaden zu nehmen. Gleichzeitig dient Doping aber auch dazu, den Organismus vor Schäden zu bewahren, indem es die Regeneration beschleunigt. Dopingbefürworter führen das Argument der

„schützenden Wirkung" des Dopings unter medizinischer Überwachung oftmals zur Rechtfertigung desselben an. Man kann ihnen jedoch eindeutig entgegnen, dass die „Schadensverhütung" des Organismus vor Überbelastung des Körpers ohne den Missbrauch von Doping erst gar keine Rolle spielt. Man muss konstatieren: Doping fördert Doping und ermöglicht sich selbst die Grundlage und Rechtfertigung!

2.9 Aspekte der Verträglichkeit und die Gefahr der Polymedikation

Jeder Mensch bekommt mit seinen Genen ein Repertoire an Eigenschaften und Anpassungsmöglichkeiten mitgegeben. Er kann zum Teil selbst entscheiden, ob er dieses Potenzial vollkommen ausschöpft oder nicht. Viele Dopingexperten meinen, dass durch den verbreiteten Gebrauch von Doping nicht die Verhältnisse, sondern lediglich die Maßstäbe verzerrt würden. Dies soll heißen, dass der Beste immer der Beste bleibt. Voraussetzung dafür ist, dass jeder über die gleichen Möglichkeiten des Dopings verfügt wie seine Konkurrenten. Betrachtet man jedoch, dass ein Großteil der bekannten Dopingmittel und -methoden enorme Nebenwirkungen besitzen und diese sich bei jedem einzelnen Menschen, entsprechend seiner individuellen, genetischen Voraussetzungen, unterschiedlich entfalten, stellt sich die Frage, inwiefern dies die Leistungsfähigkeit beeinflusst. Man kann in diesem Zusammenhang sagen, dass in Sportarten, in denen man von einem flächendeckenden Doping ausgehen kann, Doping nicht nur die Maßstäbe, sondern auch die Verhältnisse verändert hat. Es hat hier nicht unbedingt der Athlet Erfolg, der von jeher die besten Voraussetzungen mitbringt, sondern mitunter auch derjenige, der den Dopinggebrauch, -missbrauch am besten zu seinem Vorteil nutzen kann, also auch am besten mit den Nebenwirkungen zurechtkommt oder am wenigsten unter diesen zu leiden hat.

Ein besonders gravierendes Problem beim Doping und Medikamentenmissbrauch ist die Polymedikation. Diese liegt vor, wenn viele Medikamente und Substanzen gleichzeitig eingenommen werden. Daraus ergibt sich eine enorme Belastung des Organismus, vor allem für die Organe, die zum Abbau und zur Ausscheidung dieser und der Metaboliten (Zwischenprodukte des Stoffwechsels) beitragen. Dies sind in erster Linie Leber und Nieren. So ist bekannt, dass die 1987 an den Folgen ihres massiven Doping- und Medikamentenmissbrauchs verstorbene Leichtathletin Birgit Dressel in den Monaten vor ihrem Tod rund 120 verschiedene erlaubte und verbotene Mittel zu sich genommen hat. Weiterhin stehen vor allem Anabolika im Verdacht, zusammen mit Alkohol eine so toxische Mischung zu ergeben, dass es in zahlreichen Fällen bei Bodybuildern, die regelmäßig „einen über den Durst tranken" zu einem Leberversagen mit Todesfolge kam.

Die meisten Sportler und auch viele der im Sport involvierten, die es eigentlich besser wissen sollten, wie Mannschaftsärzte oder Trainer sind der Meinung, dass die Gefährlichkeit der zum größten Teil auf der Dopingliste stehenden Wirkstoffe und Methoden vollkommen überbewertet ist und der Gebrauch lediglich eine Frage der Überwachung sei. Tatsache ist, dass die Lebenserwartung von Sportlern in verschiedenen Sportarten, die besonders stark vom Doping- und Medikamentenmissbrauch betroffen sind, im Vergleich zur Normalbevölkerung stark verringert ist. So sank im amerikanischen „Football" von 1973 bis 1993 die Lebenserwartung von 57 auf 55 Jahre, wobei die durchschnittliche Lebenserwartung eines Amerikaners in diesem Zeitraum von ca. 57 Jahren (1973) auf ca. 75 Jahre (1993) deutlich anstieg. Eine ähnliche Entwicklung kann im Profiradsport beobachtet werden. Tour de France-Fahrer werden durchschnittlich nur 54 Jahre alt. Problematisch an diesen Studien ist jedoch, dass die Lebenserwartung von vielen Faktoren beeinflusst wird, die hierbei nicht berücksichtigt werden. So bleibt offen, inwiefern der Hochleistungssport mit seinen extremen Anforderungen an Physis und Psyche an sich die Lebenserwartung senkt. Ferner bleibt unberücksichtigt, dass die Selbstmordrate unter Profisportlern im Vergleich zur Normalbevölkerung deutlich erhöht ist. Überproportional viele Sportler leiden bereits während ihrer Karriere unter psychischen Krankheiten (i.e. Depressionen, Angststörungen). Ein unvorhersehbares Ereignis wie z.B. eine Suspendierung vom Team aufgrund einer positiven Dopingprobe können dann zur Eskalation führen.

Besonders interessant ist in diesem Zusammenhang die Aussage von Dr. William Lowenstein, Generaldirektor der Klinik Montevideo (Paris), einer führenden Einrichtung in Frankreich zur Suchtforschung und -behandlung:

> „(...) Meiner Erfahrung nach ist es viel einfacher bisexuelle Personen, die mit HIV infiziert sind oder einsame heroinabhängige Generaldirektoren dazu zu bewegen, medizinische Unterstützung anzunehmen, als Sportler, die seit Jahren gedopt haben (...)." (zit. n. Cycling4Fans 2004)

Jedoch wird von den meisten Experten seit jeher das größte Dopingproblem nicht im professionellen Sport gesehen, da dieser unter medizinischer Kontrolle steht und der Missbrauch durch die Dopingbestimmungen zumindest eingeschränkt wird. Vielmehr sind die Sportler in der zweiten und dritten Reihe, die nach oben streben, gefährdet. So wird in vielen Sportarten eine breite Masse von Sportlern, die Wettkämpfe betreiben, selten oder nie auf verbotene Mittel kontrolliert. Diese werden meist auch nicht ausreichend medizinisch betreut.

Die größte Anzahl von Dopern und damit letztlich auch die größte Gefahr von Nebenwirkungen bestehen im Breitensport. Hier bestreiten die Sportler zwar Wettkämpfe, sind jedoch meist nicht Mitglied eines Vereins und können somit im Fall eines positiven Tests sportrechtlich nicht belangt werden. Des Weiteren unterstehen sie keiner Kontrolle und verfügen in Sachen Dopinganwendung meistens nur über „Halbwissen" aus dem Internet. Hieraus ergibt sich ein gesamtgesellschaftliches Problem, dessen Ausmaß durch das Bekanntwerden der Dopingfälle in der jüngeren Vergangenheit sicher keine Besserung erfahren hat.

2.10 Doping und der Grenzfall Kreatin

Kreatin ist eine konzentrierte Substanz aus Aminosäuren, die in natürlicher Form zum Beispiel in Fleisch und Fisch vorkommt. Im Körper eines Menschen mit circa 70 kg Gewicht sind etwa 120 g Kreatin gespeichert, das meiste davon in der Skelettmuskulatur. Der normale tägliche Kreatinbedarf beträgt dabei etwa 2 bis 3 g und kann durch die Nahrung gedeckt werden. Viele Kraftsportler führen sich Kreatin in konzentrierter Form als sogenanntes „Nahrungsergänzungsmittel" zu, in der Hoffnung, so mehr Muskelmasse aufzubauen. Der zusätzliche Masseaufbau durch Kreatinpräparate konnte bislang jedoch in keiner Studie belegt werden. Es ist lediglich bekannt, dass Kreatin zur vermehrten Wassereinlagerung im Gewebe führt und auf die Weise das Körpergewicht steigt.

Der Gebrauch von Kreatin wird von den meisten Dopingexperten als äußerst grenzwertig eingestuft. So wird Kreatin nicht vornehmlich zur Nahrungsergänzung wie etwa Mineralstoffe oder Vitamine eingenommen, sondern mit dem definierten Ziel der Leistungssteigerung. Kritisch ist der Gebrauch vor allem deshalb, weil genannte Kreatinpräparate oftmals „Verunreinigungen" aufweisen. So hat das Institut für Biochemie der Deutschen Sporthochschule Köln festgestellt, dass Kreatinpräparate häufig mit Vorstufen von anabolen Hormonen, sogenannten Prohormonen wie 4-Norandrostendion und 4-Norandrostendiol, verunreinigt sind. Diese können im Körper in potente Anabolika umgewandelt werden, zu einem positiven Dopingtest führen und sind höchstwahrscheinlich auch Ursache für den zusätzlichen Muskelaufbau, den man Kreatinpräparaten nachsagt. Grenzwertig erscheint, dass die Kreatinpräparate meist in einschlägigen Läden von ebenso muskulösen Verkäufern gepriesen werden, wobei sich immer die Frage stellt, wie ein solcher „Kreatin-Laden" an Hauptstraßen überhaupt existieren kann. Insider und Experten sind sich hier einig. Die Läden sind entweder getarnte Handelspunkte für den Vertrieb von Dopingmitteln oder zumindest Beratungsstellen, die Auskünfte darüber geben, wo das ein oder andere Präparat zum beschleunigten Muskelaufbau vertrieben wird.

2.11 Die Beweggründe

Die Gründe sich zu dopen sind sehr verschieden. Grundsätzlich unterscheidet man zwischen intrinsischer (Ursache liegt beim Sportler selbst begründet) und extrinsischer (Ursache wird durch äußere Bedingungen geschaffen) Motivation. Weiterhin muss man zwischen Doping im Profisport und im Breitensport unterscheiden, da sich die Motivationsgründe hier unterscheiden.

Ein intrinsischer Grund für Doping kann beispielsweise mangelnde Selbstreflexion (z.B. Minderwertigkeitskomplexe) sein. So scheinen viele der Bodybuilder, die Anabolika nehmen und dadurch ihr Äußeres massiv beeinflussen, dies nicht nur zu tun, um ihr „Image" zu verbessern. Mit Anabolika hat man die Möglichkeit, „genetische Nachteile" auszugleichen, das Altern scheinbar aufzuhalten (Muskelkraft wird von vielen mit Jugend gleichgesetzt) oder die fehlende Bereitschaft zu kompensieren, sich über eigene Anstrengungen Erfolge und/oder körperliche Veränderungen zu erarbeiten. Außer Betracht bleibt jedoch häufig, dass hinter der muskulösen Fassade in vielen Fällen eine verletzliche Psyche steckt, von der mit dem äußeren Erscheinungsbild abzulenken versucht wird. Viele Bodybuilder sind sehr schnell mit Bemerkungen über ihren Körper im Positiven wie im Negativen zu beeinflussen. Gerade diese Bestätigung, die sie über ihren Körper suchen und die ihnen womöglich aufgrund von mangelnden anderen Fähigkeiten verwehrt geblieben ist, zeigt deutlich die psychische Labilität.

Externe Gründe zu Doping zu greifen sind hingegen, wenn ein Sportler in seiner Meinung und Einstellung so beeinflusst wird, dass er anfängt zu dopen oder dieses zumindest erwägt. Hierbei nehmen vor allem Trainer, Freunde und Eltern, aber auch Medien und aktuelle Schönheitsideale eine entscheidende Funktion ein.

Interne und externe Beweggründe des Dopings klar voneinander zu trennen ist schwierig, da diese sich oftmals überlagern.

Wenn man Doping im Profi- und Breitensport vergleicht, fallen einige Unterschiede auf. Im Profisport wird oft von der Notwendigkeit des Dopings gesprochen, um entsprechend den Anforderungen der Sportart trainieren zu können und dadurch konkurrenzfähig zu bleiben. Nur so kann der Sportler seinen Profi-Status halten und damit seinen Lebensunterhalt verdienen. Man kann also behaupten, der Profisportler dopt, weil er den besonderen Status des Profis innehat und diesen halten möchte. Er geht davon aus, dass andere ebenfalls dopen. Dadurch sieht er sich nicht im „Unrecht" oder als „Betrüger". Professor Dr. Uwe Schimank beschreibt Doping in diesem Zusammenhang als Anpassungsreaktion.

Im Breitensport dagegen wird vom „wahren" Doping gesprochen, da hier ausschließlich gedopt wird, um sich im Wettkampf Vorteile gegenüber anderen zu verschaffen. Man betrügt also andere oder zumindest sich selbst und unterläuft die Prinzipien des Fairplay.

Die Problematik bei dieser Unterscheidung zwischen Doping im Profi- und im Breitensport ist, dass sich die Gründe für Doping überschneiden. So gibt es auch Breitensportler, die finanziell vom Sport abhängig sind. Viele ambitionierte Breitensportler sind Manager, Personal-Trainer oder Politiker und ihre Leistung im Wettkampf hat Auswirkungen auf das Berufsleben. Auf der anderen Seite gibt es zahlreiche Profisportler, die ihren Status nur deshalb halten können, weil sie dopen und damit anderen, weitaus talentierteren Sportlern, die nicht dopen, deren Existenz vom Sport streitig machen. Insofern kann also nur bedingt eine Unterscheidung gemacht werden zwischen dem Doping im Breiten- und Profisport machen.

2.12   Das Problemkind Radsport: warum immer der Radsport?

Wird Doping in den Medien diskutiert, fällt meist der Begriff Radsport. Doch ist der Radsport wirklich mehr betroffen als andere Sportarten? Sind Radfahrer aus einem anderen Holz geschnitzt, skrupelloser oder ehrgeiziger?

Um die Frage zu beantworten, muss man den Radsport als solchen zunächst in seinen Teilaspekten betrachten: Profi-Radsportler trainieren gewaltige Umfänge von bis zu 40.000 km im Jahr, sie sind das Jahr über permanent höchsten Anforderungen durch Training und Wettkampf ausgesetzt. Die großen Rundfahrten mit den täglichen Maximalbelastungen über bis zu 3 Wochen Dauer sind hierbei nur ein Extrembeispiel. Der Profiradsport ist in Ländern wie Belgien, Italien, Spanien und Frankreich allgemeines Kulturgut und genießt dort einen vollkommen anderen Status als in Deutschland. Zudem besteht der Profisport aus einer eingeschworenen Gemeinde aus Trainern, Betreuern, sportlichen Leitern, Ärzten und Fahrern, die ihr Wissen seit Generationen untereinander weitergeben. Dieser Mikrokosmos des Radsports an sich, zusammen mit den extremen Belastungen für Physis und Psyche, schafft Bedingungen, die in der Summe das Doping begünstigen. Man kann sagen, dass es wohl kaum eine Sportart gibt, die den kompletten Athleten so fordert wie der Radsport, obgleich es andere Sportarten gibt, die ein ähnliches, wenn nicht sogar gleiches Anforderungsprofil haben. Die Besonderheiten des Radsports bestehen aber auch in Hinsicht auf den Gebrauch von Dopingmitteln. So kann man sagen, dass der Missbrauch von nahezu jeder bekannten Gruppe von Dopingmitteln Vorteile bringen kann. Die Frage ist nun: Wird in anderen Sportarten weniger gedopt?

Generell kann Doping in sämtlichen Sportarten einen Vorteil bringen! Selbst beim Bogenschießen werden β-Blocker zur Verlangsamung des Herzschlages und allgemeinen Beruhigung missbraucht, um so bessere Ergebnisse zu „erzielen". Die Unterschiede von vielen Sportarten im Vergleich zum Radsport bestehen darin, dass viele der Dopingmittel, die im Radsport Verwendung finden, in anderen Sportarten nicht von Vorteil sind. Man muss aber auch festhalten, wenn man Radsport und Doping in einem Zug nennt, dass das Dopingkontrollsystem in Anbetracht des massiven Missbrauchs gezwungen war, enorme Anpassungen zu durchlaufen. In dessen Folge wird das Kontrollsystem inzwischen als eines der „besseren" im Sport betrachtet. Das heißt nicht unbedingt, dass diese Kontrollen wirksam sind. Es muss jedoch konstatiert werden, dass viele Sportarten, die vermeintlich kein „Dopingproblem" haben, sich in Wirklichkeit mit einem massiven Missbrauch auseinander zu setzen haben. So ist beispielsweise der im Tennis weit verbreitete Abusus von Stimulanzien wie Kokain oder Methamphetamin (z.B. Andre Agassi), weitaus weniger bekannt als der EPO-Missbrauch im Radsport. Dies hat im Wesentlichen seinen Ursprung im vergleichsweise „schlechten" Kontrollsystem. Auch in einigen anderen Sportarten wie dem Ironman-Triathlon wurde über weite Strecken der 1980–90er-Jahre lediglich auf spezielle Substanzen getestet, während Trainingstests noch nicht einmal zum Testplan gehörten.

Eine weitere Ursache mag auch darin liegen, dass für die meisten Menschen die Leistungen, die ein Tour de France-Fahrer bringt, so unmenschlich erscheinen, dass sie einen positiven Test nur als Bestätigung ihrer Vermutungen („Das kann nicht mit rechten Dingen zugehen") sehen.

Besonders herausgehoben werden muss in diesem Zusammenhang nochmals, dass die Dachverbände einiger der großen US-amerikanischen Sportarten wie Baseball, Football und Ice-Hockey über weite Strecken der vergangenen Jahrzehnte den Antidoping-Code der WADA und auch des IOC nicht akzeptierten und somit entweder keine Tests durchführten bzw. nur bestimmte Substanzen testeten. Das dann Doping hier zu keinem „Problem" wird, ist selbstredend. An dieser Stelle sei diesbezüglich auf den Balco-Skandal (s. Abschnitt zur Balco-Affäre in Kap. 3.1.1) und auf den aktuellen Biogenesis-Fall verwiesen (s. Abschnitt zum Biogenesis Skandal in Kap. 3.1.1).

2.13 Die Bedeutung im Training

Ein großes Problem der Dopingthematik ist, dass sich die Angaben über den Gebrauch von Dopingmethoden und -mitteln auf positive Dopingkontrollen beziehen, die hauptsächlich während der Wettkämpfe gemacht werden. Das Training bleibt weitgehend unbeobachtet, obwohl es der Haupteinsatzbereich für Dopingmittel ist. Der gesamte Trainingsprozess beruht letztlich darauf, dass man über einen permanenten Aufbauprozess mit einem Wechsel aus Belastung und Regeneration sein Leistungsvermögen steigert. Wenn man bedenkt, dass Radprofis 35.000–40.000 km im Jahr fahren, dann kann man sich nur zu gut vorstellen, dass es im Training entscheidend ist, diesen „Aufbauprozess" mit Doping zu unterstützen. So ist im Rahmen der Dopingenthüllungen um den spanischen Arzt Fuentes im Jahr 2006 einer breiten

Öffentlichkeit bekannt geworden, wie ein typischer Jahreszyklus eines Radprofis aussieht.

So startet in der Regel im November/Dezember das Training für die nächste Saison, wobei mit Anabolika zunächst versucht wird, die Muskelmasse und Kraft zu steigern. Hiermit sind keine Bodybuildermaße gemeint, sondern kleine Mengen, die selbst heute bei Dopingkontrollen nur schwer nachzuweisen sind, aber den Muskelaufbau und die Regeneration fördern. In der weiteren Saison wird dann unter anderem mit Kortison, Insulin, rekombinanten Wachstumshormonen, Diuretika und EPO-Derivaten kontinuierlich die Leistung gesteigert.

So haben sich in diesem Trainingsprozess bis heute Methoden und Mittel erhalten, die bereits in den 1950er-Jahren eingesetzt wurden. Eines dieser Mittel, das aufgrund seiner Inhaltstoffe zusätzlich ein großes Suchtpotenzial aufweist, ist der berüchtigte „Belgische Pot" („Pot Belge"). Dieser stellt eine sehr variable Mischung aus Heroin, Kokain und Amphetaminen dar. Die Mischung wird bis heute vorwiegend im Training zur Motivation und Schmerzunterdrückung eingesetzt. Ein relativ aktueller Fall, in Bezug auf den „Pot Belge", stammt aus dem Jahr 2006 als beim französischen Radteam AG2R im Zuge der sogenannten „Cahors-Affäre" größere Mengen dieses Cocktails gefunden wurden. Man hat hierbei den Eindruck, dass der Cocktail fester Bestandteil der Radsportkultur ist und über Radsportgenerationen „vererbt" wird. So haben zahlreiche ehemalige Fahrer angegeben, den „Pot" selbst konsumiert zu haben. In der Folge seien sie von Drogen abhängig geworden und hätten zur Finanzierung ihrer Sucht diesen dann selbst an Radsportkollegen verkauft.

Die Kontrollinstanzen haben erkannt, dass der Schlüssel zum Doping in regelmäßigen und gezielten Trainingskontrollen liegt. Reaktionen auf das systematische Doping, welches vor allem im Radsport bekannt geworden ist, sind zum einen gezielte Trainingskontrollen, aber auch die Erstellung von Profilen bestimmter Messwerte wie z.B. der Blutparameter im Sinne der Erstellung eines individuellen Blutprofils. Durch die regelmäßige Bestimmung von Blutwerten, kann ein Jahresverlaufsprofil erstellt werden und über dieses indirekte Rückschlüsse auf Doping gemacht werden. Eine weitere Reaktion auf die Dopingfälle der jüngeren Vergangenheit ist das ADAMS-Kontrollsystem, bei dem Profisportler angeben, wo und wann sie für eine Kontrolle zu erreichen sind. In der Vergangenheit wurden teilweise enorme Aufwendungen betrieben, um im Training sich diesen zu entziehen. Die WADA setzt derzeit dass 3-fache Versäumen von Tests innerhalb eines Zeitraumes von 12 Monaten dem Doping gleich und sanktioniert dieses entsprechend (weitere Informationen zu ADAMS s. Kap. 2.22).

2.14 Die Rolle der Medien

Für die Medien, allen voran für die Privatsender, zählt eines: Quote! Es wird das geboten, was die Leute sehen wollen, was sie am meisten schockiert, was die niedrigsten Beweggründe befriedigt. Während in der Vergangenheit Dopingskandale wie die um das französische Radteam Festina bei der Tour de France 1998 oder die Dopingaffäre um Dieter Baumann noch mit investigativem Hintergrund dargestellt wurden, haben die Medien inzwischen das Thema Doping scheinbar als „Quotenbringer" entdeckt. Da werden ehemalige Doping-Sünder, die über die sportinternen Dopingpraktiken berichten, wie Stars hofiert. So erhalten sie letztlich auch ein gewisses Maß an medialer Aufmerksamkeit, die ihnen aufgrund mangelnder sportlicher Erfolge mitunter versagt geblieben ist, obwohl sie gleichsam Dopingmittel missbraucht haben. Ein Beispiel in diesem Zusammenhang ist der ehemalige spanische Radprofi Jesus Manzano. Über Jahre gebrauchte er diverse Dopingsubstanzen. Er stoppte seinen Konsum erst, als er seinen Missbrauch während der Tour de France 2003 durch eine allergische Reaktion auf einen künstlichen Sauerstofftransportstoff („Oxyglobin") beinahe mit dem Leben bezahlt hätte. Das verwendete Präparat wird in der „Tiermedizin" als Notfallmedikament gebraucht und verdeutlicht, dass der Missbrauch im Sport keine Tabus kennt. In der Folge brachte Manzano mit seinen Aussagen über das Doping im Radteam Kelme den Fuentes-Skandal ins Rollen (s. Abschnitt Operation Puerto – Fuentes-Affäre in Kap. 3.1.6). Manzano wird sogar oftmals als großer Ankläger des Dopings im Radsport dargestellt. Doch scheint er vielmehr eine frustrierte Person des Radsports zu sein, die ihren sportlichen Misserfolg zumindest dadurch eine gewisse Genugtuung verschafft, indem sie alle denunziert. Das Gute daran ist, dass sich an der Dopingproblematik im Radsport nun vielleicht „wirklich" etwas ändert.

Bis dato ist es die Ausnahme, dass ein Athlet oder irgendeine andere Person, die mit Doping jemals zu tun hatte, dieses aus selbstlosen Stücken zugegeben hat. Die Beweggründe bestehen keinesfalls in der Absicht die Verhältnisse ändern zu wollen, sondern lediglich, weil überführte Athleten keine oder lediglich verminderte Sanktionen zu befürchten hatten, da das Doping als verjährt zu betrachten ist (z.B. Lasse Virén oder Bjarne Riis), sie unter den Folgen und Nebenwirkungen des Doping zu leiden haben/hatten (z.B. Jesus Manzano) oder um einfach mit ihrem Wissen ihr Auskommen zu verbessern (Beispiel des ehemaligen Radpflegers des Team Telekom Jef D'hont). Jef D'hont, der in seinem Buch „Memoires van een wielerverzorger" (Erinnerungen eines Radfahrer-Pflegers) über das systematische EPO-Doping im Radteam Telekom berichtete, profitiert sogar mehrfach vom Doping. Zunächst versorgte er die Athleten mit Dopingmitteln und war somit maßgeblich am Handel und der Verbreitung dieser beteiligt. Weiterhin profitiert er als Autor durch den Verkauf seiner Bücher, in denen er über Doping schreibt, das er selbst mitbestimmt hat. Letztlich ist er Ankläger, der Sportler als Lügner bezeichnet, darüber mediale Aufmerksamkeit erhält und so letztlich auch dem Schattendasein eines Radfahrerpflegers ein wenig Glanz verleiht, auch wenn dieser zweifelhaft ist.

> „Alle wissen Bescheid. Präsidenten, Funktionäre, Politiker, Trainer, Betreuer, Masseure, Physiotherapeuten, Ärzte, Mechaniker. Aber wenn es einen Sportler erwischt, sind alle erstaunt und entsetzt. Zuvor passten nicht genug von ihnen auf die Siegerfotos. Jetzt gibt man sich enttäuscht. Der Sünder wird fallengelassen. Jetzt braucht er Hilfe. Eben noch war er ein Held, jetzt wird er zum Verbrecher. Diese Hürde ist viel zu hoch, um dem Doping abzuschwören. So kommt keiner aus eigenen Kräften aus dem Dopingsumpf heraus. Alle, die von Doping wissen, nicht nur die Sportler, müssen sich bekennen." Dr. Wolfgang Stockhausen (viele Jahre betreuender Verbandsarzt im Radsport) (zit. n. Meutgens 2007)

2.15 Das Problem der Sucht

Im Jahr 2008 erschien in deutschen Kinos die Verfilmung der Lebensgeschichte eines ganz besonderen Sportlers. Andreas Niedrig ist seit 1997 vor allem durch seine Leistungen als Ironman-Triathlet bekannt geworden. Weniger bekannt war, dass er vor seiner sportlichen Laufbahn schwer drogenabhängig war und mit Anfang 20 kurz vor dem Ende stand. Die Geschichte „vom Junkie zum Ironman" fand weltweit Anerkennung. Im Gegensatz dazu, ist der umgekehrte Weg weitaus weniger von medialem Interesse, denn wer würde schon einen abgewrackten „Ex-Profi" sehen wollen wie er von seiner sportlichen Musterlaufbahn auf die schiefe Bahn gerät. Man muss in diesem Zusammenhang jedoch bemerken, dass die Entwicklung in diese Richtung um ein vielfaches häufiger ist. Die bildlich beschriebene Geschichte „vom Ironman zum Junkie" kann wahrscheinlich jeden Tag von einem Sportler auf der Welt beschrieben werden.

Es ist allgemein bekannt, dass Sportler bei extremen Belastungen in eine Art Rausch kommen „können", der als „Flow" bezeichnet wird und den Wirkungen von einigen Drogen ähneln kann. „Flow" bedeutet übersetzt „fließen" und meint den Ablauf von Bewegungen, der scheinbar spielerisch, ohne jede Anstrengung zu meistern ist. Der „Flow" ist jedoch sehr individuell erlebbar und keineswegs ein Gefühl, das ständig vorprogrammiert wie ein Drogenrausch erlebt werden kann. Es wäre vermessen zu behaupten, Sportler seien primär süchtig, dazu ist der Sport als solches ein viel zu komplexes Gebilde. Die Motivation Sport zu treiben, rührt eben nicht nur daher sich in einen Rausch zu versetzen. Es ist jedoch seit einigen Jahren bekannt, dass intensives, wiederholtes physisches Training das Verlangen nach psycho-aktiven (legalen und illegalen) Substanzen erhöht. Es konnte aufgezeigt werden, dass der Wettkampfstress und dessen Auswirkungen bei empfänglichen Personen im Gehirn Störungen hervorrufen kann.

Wird über Doping gesprochen, so steht mit dem Versuch die Leistung zu steigern der Aspekt des Betrugs im Vordergrund. Weitgehend unbeachtet bleibt jedoch darüber hinaus, dass Doping verstärkt auch unter dem Aspekt der Suchtproblematik diskutiert werden sollte. Viele ehemalige Spitzensportlerinnen und -sportler geraten nach Beendigung ihrer Karriere in eine Krise. Nicht wenige nehmen rapide an Gewicht zu, greifen verstärkt zu Alkohol, Nikotin oder anderen Drogen. Viele geben an, dass die Erfolgserlebnisse, die öffentliche Aufmerksamkeit, die Zufriedenheit mit dem eigenen Körper oder die beglückenden Adrenalinstöße in spannenden Wettkampfsituationen plötzlich der Vergangenheit angehören. Die ausbleibende Endorphinausschüttung im Gehirn, die einem beim Sporttreiben und lange danach ein Gefühl der Zufriedenheit und Ausgeglichenheit vermittelt hatte, bleibt aus. Depressive Stimmungen können an ihre Stelle treten. Es wird in dem Zusammenhang auch vom „Pensionsschock" des Profisportlers gesprochen. Der Lebensmittelpunkt der ehemaligen Hochleistungssportler verlagert sich und das womöglich ohne jemals die erwünschten Erfolge und Medaillen eingeheimst zu haben. Von dieser Entwicklung (vom „Hochleistungssportler" zum „Junkie") sind vor allem die Sportler besonders gefährdet, die bereits während ihrer aktiven Laufbahn Dopingmittel und Drogen zu sich genommen haben.

Allgemein lernen Hochleistungssportler/-innen, ihre Leistungen im Wettkampfsport abzurufen. Gibt es nichts mehr zu gewinnen, fehlt vielen Ehemaligen der Anreiz, sich überhaupt noch zu bewegen. Soll Leistungssport tatsächlich „gesund" sein, müssen Sportler auch auf den gemäßigten „Sport danach" vorbereitet werden. Darin ist Bewegung ein Wert für sich und nicht wie häufig im Leistungssport lediglich ein Mittel, das dem Zweck des Erfolgs zu dienen hat. Im Folgenden sollen Aspekte und Konstellationen aufgeführt werden, die die Suchtproblematik des Sportlers verdeutlichen.

Der Athletentyp

Hyper-Reaktionsvermögen, Hypersensibilität, andauernde Konzentration auf ein vorherbestimmtes Ereignis (Anspannung), absolute Hinwendung mit Ausreizung der Grenzen, der Risiken und des Leidens sind die Eigenschaften, die den Modelltypen eines erfolgreichen Sportlers auszeichnen. Er besitzt damit die gleichen physischen und psychischen Voraussetzungen, welche die Verwundbarkeit eines Suchtkranken auszeichnen.

Der Mikrokosmos des Sports

Betrachtet man den Hochleistungssport unter dem Aspekt der Zielsetzung und des Anforderungsprofils wird deutlich, dass es sich hier um ein besonderes Konstrukt handelt, welches durch die technologischen Möglichkeiten in den letzten Jahren ein zusätzliches Maß an Künstlichkeit bekommen hat. Im Hochleistungssport geht es nicht primär darum, seine Leistungen zu verbessern. Das primäre Ziel ist der Sieg und der Zweck heiligt bekanntermaßen die Mittel. Ein Hochleistungssportler bewegt sich grundsätzlich fernab von sämtlichen Konventionen. Er versucht permanent seine physischen und psychischen Grenzen neu zu definieren.

Sein Umfeld kennzeichnet sich aus einem Mikrokosmus aus immer gleichen Abläufen und Handlungen (Essen, Schlafen, Wettkampf, Training) und dem Dualismus aus Sieg oder Niederlage. Diese Rahmenbedingungen begünstigen Doping!

Weiterhin ist bekannt, dass Sportler besonders gefährdet sind, wenn sie unzureichend über die Folgen und Auswirkungen des Dopings auf ihr weiteres Leben informiert sind. Zudem sind vorwiegend die Athleten betroffen, die aufgrund von schlechter beruflicher oder schulischer Ausbildung keine außersportlichen Möglichkeiten sehen, ihren Lebensunterhalt zu verdienen. Aber auch Sportler, die durch Verletzungen ihre Leistungsfähigkeit im Wettkampf nur selten umsetzen können oder die nach einer Verletzung ihre Leistungsfähigkeit so schnell wie möglich wieder erreichen wollen, sind gefährdet, zu Hilfsmitteln zu greifen. Gefährdet für den Dopingmissbrauch sind auch die Profis der „älteren" Garde, die ihre körperliche Leistungsfähigkeit vergangener Tage nicht mehr erreichen, durch Erfahrung aber bislang mithalten konnten.

Die Problematik des Dopings als Sucht ergibt sich meist beim Beenden der Karriere oder dem Ausbleiben von Erfolgen, da es dann schwierig ist, dem Leben einen neuen „Sinn" zu geben. Generell ist das Karriereende eines Sportlers eine sehr sensible Phase. Nach den jahrelangen extremen Belastungen, den Glücksgefühlen des Erfolges und dem Erwartungsdruck, fehlt ein Teil des Lebens. Dass dies Folgen für die Psyche hat ist unbestreitbar. Ein bekanntes Zitat bringt dies deutlich zum Ausdruck:

> *„Körper und Geist sind genauso durcheinander wie bei einem Raumfahrer, der zur Erde zurückkehrt."*

Viele Sportler berichten über starke Depressionen während dieser Zeit, die sie in Alkohol und Drogen ertränkten. Zahlreiche der im Sport verwendeten Dopingmittel, vor allem die Aufputschmittel (Amphetamine und Kokain), besitzen zusätzlich ein hohes Suchtpotenzial. Marco Pantani, der Tour de France-Gewinner von 1998, ist nicht gestorben, weil, wie häufig zitiert, „sein Land ihn verraten hat, Italien es nicht fertig brachte, seinen Champion zu lieben", sondern weil Pantani kokainsüchtig war und schlecht medizinisch versorgt wurde. Der ehemalige finnische Top-Skispringer Matti Nykänen ist ein weiteres Beispiel dafür, dass Sportler einer erhöhten Suchtgefahr ausgesetzt sind. In den 1980er-Jahren dominierte Nykänen das Skispringen und genoss einen großen Bekannt- und Beliebtheitsgrad auch außerhalb Finnlands. Anfang der 1990er-Jahre endete seine Karriere sehr schnell, nachdem seine latente Alkoholabhängigkeit zunehmend seine Leistungen beeinflusste. Nach dem abrupten Ende seiner sportlichen Laufbahn geriet dann sein Leben durch die Alkoholabhängigkeit vollends aus den Fugen. Er wurde wegen Körperverletzung, Verdacht des versuchten Totschlags und anderer Delikte und Verbrechen mehrfach zu Gefängnisstrafen verurteilt.

Der Arzt: Freund und Helfer

Eine große Rolle in der Suchtproblematik des Dopings spielt der Arzt. Während der aktiven Zeit ist er für den Sportler eine wichtige Person, zu der er ein zwiespältiges Verhältnis hat. Zum einen kümmert dieser sich um die medizinische Versorgung und unter Umständen auch um die „kleinen Helfer", zum anderen ist er aber auch Todfeind, da er die Dopingkontrollen untersucht und begutachtet und somit über Scheitern oder Erfolg eines Sportlers entscheiden kann. Ein Sportler hat somit immer ein gespaltenes Verhältnis zu Ärzten und darin besteht vermutlich auch die Ursache dafür, dass dieser bei Beschwerden und Suchtproblemen nicht aufgesucht wird. Die Frage ist, wie etwas behandelt werden soll, das dem Schweigegesetz unterliegt, eine Furcht vor Repression in sich birgt und den Ausschluss aus dem Berufsleben bedeuten kann.

2.16 Die Rolle der Sportfunktionäre

„Die Wirtschaft (…) verlangt den sauberen Sportler, ebenso die Politiker (…). Für die Politiker und die Wirtschaft besteht das Problem nicht darin, dass es Doping gibt (…), sondern allein darin, dass über Doping geredet wird." (Deutsche Sportjugend 2014)

Zitat des Vizepräsidenten und Antidopingbeauftragten des DLV, Theo Rous (in einem Vortrag bei der Katholischen Akademie „Die Wolfsburg" in Mülheim 1999)

Sportfunktionäre vermitteln im Allgemeinen zwischen Politik, Wirtschaft und Sport. Sie sind daran „interessiert", dem Bürger (Zuschauer von Sportveranstaltungen) einen dopingfreien Sport zu bieten/zu verkaufen – auch wenn es nur der Schein ist – und gleichzeitig die Interessen der Wirtschaft zu wahren. Die Sponsoren aus der Wirtschaft wollen mit ihren Produkten im Sport werben und darüber hinaus ein bestimmtes Image über den Sport prägen. Auf welchen Wegen der Erfolg im Sport erreicht wird, scheint einigen Unternehmen, die Sportsponsoring betreiben, nebensächlich, solange die Fassade des sauberen Sports gewahrt wird und damit ihr Image und ihre Umsätze erhalten bleiben. Solange dies der Fall ist, sind alle Parteien zufrieden. Die Wirtschaft fährt höhere Gewinne ein. Der Zuschauer wird unterhalten. Sportfunktionäre/Politiker werden in ihrem Handeln bestätigt und erhalten Förderung durch die Öffentlichkeit (den Bürger), den Sport und die

Wirtschaft. Auch benutzten/benutzen viele der Sportfunktionäre den Sport, um sich im Glanz der erfolgreichen Sportler zu sonnen und damit ihr gesellschaftliches Bild aufzubessern.

Trat in der Vergangenheit ein Dopingfall oder zumindest ein möglicher Verdacht auf, wurde dieser stets als Ausnahmefall deklariert, obwohl anzunehmen ist, dass alle Parteien, bis auf den Zuschauer, mehr als Mitwisser sind.

2.17 Rechtsprechung

In Deutschland obliegt es dem Sport selbst, bei rechtlichen Verstößen, zum Beispiel gegen die allgemein anerkannten Dopingregularien der WADA, bis zu einem gewissen Maße autonom zu handeln. Diese Autonomie ist rechtlich im Rahmen der Verbandsautonomie, die in §§ 21ff. BGB (Bürgerliches Gesetzbuch) festgesetzt und durch Art. 9 I GG (Grundgesetz) verfassungsrechtlich abgesichert ist, geregelt. Die Sportverbände versuchen damit, den Weg zu einer ordentlichen Gerichtsbarkeit durch sogenannte „Schiedsvereinbarungen" zu umgehen. Darin einigen sich Sportler und Verband auf die Zuständigkeit eines Schiedsgerichts zur Lösung von eventuellen Streitigkeiten (z.B. im Fall einer positiven Dopingprobe) zwischen Verband und Athletin/Athlet. Die Schiedsvereinbarung muss dabei freiwillig sein, da nach der geltenden Rechtslage nur durch eine freiwillige Vereinbarung zwischen zwei oder mehr Parteien die ordentliche Gerichtsbarkeit ausgeschlossen werden kann. Bei einem Dopingfall im Sport entscheidet so beispielsweise nicht primär das Amtsgericht wegen Verstoßes gegen das Arzneimittelgesetz und Betruges, sondern das Schiedsgericht, welches im Rahmen der Zivilprozessordnung verfahrensrechtliche Entscheidungen für zivilrechtliche Streitigkeiten regelt. Diese rechtliche Autonomie des Sports wird jedoch kontrovers diskutiert. Tatsache ist, dass Deutschland eines der wenigen Länder ist, in denen die Dopingproblematik der rechtlichen Autonomie des Sportrechts unterliegt. In Italien und Frankreich gibt es diese Autonomie nicht, dafür aber Anti-Doping-Gesetze, welche Doping unter Strafe stellen. So drohen in Italien Bewährungs- oder gar Gefängnisstrafen, da dort der Dopinggebrauch gegen geltende Arzneimittel- und Betäubungsmittelgesetze verstößt. Zudem kann beim Nachweis des Handels und Verkaufs Anklage erhoben werden wegen des Tatbestandes der Körperverletzung. Grundsätzlich existieren in Deutschland ähnliche gesetzliche Regelungen, die im Dopingfall angewendet werden könnten. Diese wurden jedoch bislang durch die sportrechtliche Autonomie in ihrer Durchsetzung weitgehend verhindert.

Einzelne Dopingfälle und auch aufgedeckte, international agierende Netzwerke im Dopingmittelhandel wie im Fall der italienischen Sportmediziner Dr. Michele Ferrari und Professor Dr. Francesco Conconi blieben jedoch auch im Ausland meist ohne weitreichende Folgen, obwohl sie aus rechtlicher Sicht entsprechend bestraft hätten werden können. So wurden/werden häufig, wie im Fall der beiden Sportmediziner, geschickt die rechtlichen Verjährungsfristen genutzt oder Zeugen bestochen.

Im Rahmen der Dopingenthüllungen um den Spanier Eufemiano Fuentes und des Team Telekom sah sich der deutsche Gesetzgeber jedoch veranlasst, in Sachen Doping zu reagieren. So wurde 2007 das erste deutsche „Doping-Gesetz" verabschiedet, welches vor allem den organisierten Handel bestrafen soll, der über den Eigengebrauch hinausgeht. Daraus ergeben sich zwei Probleme: da dopende Sportler meist nur geringe Mengen besitzen, ist das Gesetz für den einzelnen Sportler nicht unbedingt von Relevanz und außerdem muss der Missbrauch zu Dopingzwecken eindeutig nachgewiesen werden. Dieses Gesetz steht deshalb von Anfang an in der Kritik. Es wurde gar als „Schubkarre ohne Rad" oder „Schaufel ohne Blatt" bezeichnet. Der Gießener Jurist Jens Adolphsen fand deutlichere Worte:

> „Was vorliegt, ist ein Anti-Dealing-Gesetz und kein Anti-Doping-Gesetz. Sportler sind Täter." (Schwäbische Zeitung 2007)

Die Befürworter des Doping-Gesetzes argumentieren indes anders. So sagt Wolfgang Schäuble, derzeitiger Bundesminister für Finanzen, Folgendes:

> „Rechtssystematisch ist es aber ein Problem, den bloßen Besitz kleiner Mengen von Substanzen, die zum Doping eingesetzt werden, unter Strafe zu stellen. Oft sind das ja Medikamente. Die Grenze zur kriminellen Nutzung lässt sich nur schwer ziehen. Im Übrigen geht unser Strafrecht von dem Grundsatz aus, dass Selbstbeschädigung nicht justiziabel ist. Sonst müssten wir auch das Rauchen unter Strafe stellen oder den Konsum von Alkohol." (Stuttgarter Zeitung 2007)

Zugleich machte er deutlich, dass er die Mittel der Politik für begrenzt hält, denn so Schäuble:

> „[D]ie Sanktionen, die den Sportverbänden zu Gebote stehen – etwa sofortige Wettkampfsperren –, sind wirkungsvoller und schneller als strafrechtliche Drohungen." (Stuttgarter Zeitung 2007)

Unterstützt wird er dabei von den Sportfunktionären, welche den Gesetzes-
entwurf der Bundesregierung loben. Allen voran der Vizepräsident des DOSB
(Deutscher Olympischer Sportbund), Ex-Turnweltmeister und des Anabolikamissbrauchs beschuldigter Eberhard Gienger sowie Rudolf Scharping, dem
ehemaligen Präsidenten des Bundes Deutscher Radfahrer (BDR).

Die jüngere Vergangenheit zeigte hinsichtlich des Doping-Skandals um den
Spanier Eufemiano Fuentes und auch im Zusammenhang mit der Festina-
Affäre, dass der Sport in seiner rechtlichen Autonomie weder in der Lage ist,
das Doping in entsprechender Form zu sanktionieren, noch daran interessiert zu sein scheint. Bei allen großen Doping-Skandalen waren es fast aus-
nahmslos staatliche Institutionen, die zur Aufklärung maßgeblich beitru-
gen. Denn würde der Sport und vor allem die Funktionäre an der Lösung der
Dopingproblematik wahrhaftig interessiert sein, müsste vermutlich der gesamte Hochleistungssport infrage gestellt werden.

Die jüngsten Dopingenthüllungen haben jedoch gezeigt, dass der „Sport-
konsum" eine Eigendynamik entwickelt hat. Die Zuschauer verlieren durch
die Dopingproblematik das Interesse am Sport wie man an den sinkenden
Zuschauerzahlen bei Radrennen deutlich sehen kann. In der Folge fallen die
Gewinne der Sponsoren, die im Sport werben. Gleichzeitig leidet ihr über
den Sport aufgebautes Image empfindlich unter der Dopingthematik. Die
Folge ist der Ausstieg aus dem Sponsoring. Dadurch können Sport-Profis
nicht mehr in dem bekannten Ausmaß gefördert werden und die Sportfunktionäre verlieren ihre Funktion, ihren Einfluss und letztendlich ihre Macht.
Um diese Entwicklung zu verhindern, haben die Beteiligten seit Bestehen
dieser Strukturen viel daran gesetzt, dies zu verhindern. Dennoch wurde
beispielsweise das Team Telekom Ende 2007, nach über 10 Jahren Sponsoring
aufgelöst, da die Telekom eine weiter bestehende Dopingproblematik im
Radsport in den nächsten Jahren sah und diese nicht mit dem Firmenimage
zu vereinen war.

Was den deutschen Sportfunktionären in der Vergangenheit bislang sehr gut
gelang, war das Relativieren und Verharmlosen von Dopingproblemen. So
stellten sich einige auch gegen ein Anti-Doping-Gesetz in Deutschland wie
z.B. der damalige Vize-Präsident des IOC Dr. Thomas Bach. Durch dieses
würden in einem gewissen Maße die „Autonomie" des Sports und letztendlich Teile der Aufgaben von Funktionären eingeschränkt. Der einzelne Doper
könnte aber dennoch mit den derzeitigen Arzneimittelgesetzen entsprechend

sanktioniert werden. Der einzige Grund, weshalb dies in der Vergangenheit nicht geschehen ist, liegt in der sportrechtlichen Autonomie, deren Hoheit Sportfunktionäre abzusichern versuchen.

Es zeigt sich insgesamt deutlich, dass Sportfunktionäre eine zwiegespaltene Position in Sachen Doping einnehmen: Auf der einen Seite sollen sie die Rahmenbedingungen für international erfolgreiche Sportler schaffen, auf der anderen Seite aber auch Einsatz gegen Doping zeigen! Die wenigen Dopingfälle, die letztlich durch die Sportgerichtsbarkeit entsprechend sanktioniert wurden, sind auf anderen Instanzebenen teilweise wieder aufgehoben worden (s. Kap. 2.18 Fall Katrin Krabbe). Dies verdeutlicht die Unfähigkeit der sportrechtlichen Autonomie und stellt deren Integrität infrage.

2.18   Das Dilemma der Sportgerichtsbarkeit: der Fall Katrin Krabbe

Der Sachverhalt: Im Juli 1992 wurden sowohl bei Katrin Krabbe, der damaligen Weltmeisterin über 100 m und 200 m in Tokio 1991, als auch ihrer Trainingspartnerin Grit Breuer, das Dopingmittel Clenbuterol nachgewiesen. Beider Trainer war der bereits damals in Sachen Doping bekannte Thomas Springstein. Obwohl dieses Asthmamedikament damals noch nicht auf den offiziellen Dopinglisten stand, wurden beide Sportlerinnen vom Deutschen Leichtathletik-Verband (DLV) und dem Internationalen Leichtathletikverband (IAAF) gesperrt. Im Gegensatz zu Grit Breuer, die die Sanktionen akzeptierte, prozessierte Krabbe gegen die Sperre und bekam Recht. Die Grundlage dafür war, dass eine mehr als zweijährige Sperre das Grundrecht auf Berufsfreiheit unterläuft. Die IAAF wurde folgend zu einer Zahlung von 1,2 Millionen DM Schadenersatz, wegen entgangener Start- und Siegprämien sowie Sponsorengelder, verurteilt.

> Auch wenn der Fall schon gute 20 Jahre her ist, so kann eines der grundlegenden Probleme, die Doping im Sport begünstigen, an diesem Fall exemplarisch dargestellt werden. In Deutschland besitzt der Sport, wie bereits erläutert, auf Verbandsebene eine gewisse rechtliche Autonomie. So können die Fachverbände über Sperren, Disqualifikationen, Geldbußen und deren Ausmaß entscheiden wie in diesem Fall. Das Problem besteht nun darin, dass es in Deutschland im Gegensatz zu anderen Staaten wie Frankreich, Italien oder Belgien kein spezielles Anti-Doping-Gesetz gibt, das im Bürgerlichen Gesetz

oder Grundgesetz verankert ist und den Eigengebrauch und die Eigenverabreichung unter Strafe stellt. Das Grundrecht steht jedoch über dem Verbandsrecht. Damit konnte Krabbe das Grundrecht auf freie Berufswahl für ihre Zwecke nutzen und legte Verfassungsklage ein, die ihr Recht gab, da eine Sperre von mehr als zwei Jahren, diese Entscheidungsfreiheit einschränkte.

2.19 Die Bedeutung der Sportverbände

Im Angesicht der Dopingproblematik stellt sich die Frage, woran man erkennt, ob ein Verband an der Dopingbekämpfung ernsthaft interessiert ist. Dazu kann man sich folgende Fragen stellen:

- Werden Dopingfälle gemäß den Regularien der WADA konsequent bestraft?
- Spricht man von „dopingfreien Spielen", nur weil niemand des Dopings überführt wurde?
- Fördert der Verband Prävention, Transparenz und Aufklärung?
- Wird das Regelwerk ständig den neuesten Erfordernissen angepasst und ist der Verband permanent nicht nachweisbaren Mitteln auf der Spur?
- Fordert der Verband staatliche Unterstützung an, um Dopingfälle aufzudecken, die seine Möglichkeiten überschreiten (z.B. international agierender Dopinghandel)?

In diesem Zusammenhang ist folgender Absatz mit der Aussage des deutschen 100-m-Sprinters Tobias Unger im Zusammenhang mit der weltweiten Arbeit von Nationalen Anti-Doping Agenturen interessant (s. Kap. 3.1.1 Abschnitt zum 100-Meter-Weltrekord).

Welchen entscheidenden Einfluss die einzelnen Sportverbände in Sachen Doping haben, ist in seinen Ausmaßen der Öffentlichkeit am Dopingfall um Lance Armstrong ersichtlich geworden. Hierbei hat der oberste Radsportverband (i.e. die UCI), der für die Durchführung von Kontrollen als auch die Verhängung von entsprechenden Strafen verantwortlich ist, über Jahre Armstrong protegiert und u.a. positive Tests unter den Tisch fallen lassen (s.a. Kap. 3.1.6 Abschnitt zu Das Phänomen Lance Armstrong und der USADA-Report).

2.20   Juristische Aspekte der Testverfahren

Für eine Dopinganalyse benötigt man ausreichende Mengen von Analysematerial. Urin kann in großen Mengen mit geringem Aufwand gewonnen werden. Da Urin eine Körperflüssigkeit ist, sind viele der verbotenen Wirkstoffe sowie deren Metaboliten und Marker nachweisbar. Blutentnahmen sind in Bezug auf den Nachweis der meisten verbotenen Substanzen aussagekräftiger. Sie bergen jedoch das Risiko von Verletzungen und Infektionen. Auch religiöse Gründe können einer Blutabnahme im Wege stehen. Entscheidend ist, dass eine Blutentnahme mittels Venenpunktion rechtlich eine „Körperverletzung" darstellt und der Athlet der Blutentnahme grundsätzlich einwilligen muss.

Im Rahmen von Wettkämpfen sind Blutentnahmen bei Dopingkontrollen über den WADA Code festgelegt, deren Einhaltung der Veranstalter, Sponsoren oder Verbände als Teilnahmebedingung vorschreiben. Grundsätzlich verpflichten sich über Verbände organisierte Sportler den Richtlinien der WADA zu folgen. Die Blutentnahme kann so zusätzliche, aussagekräftige Informationen bringen, die im Urin nicht nachweisbar sind.

Ein weiteres Ausgangsmaterial für Dopinganalysen sind Haare. Diese funktionieren dabei wie ein Gedächtnis. Sie wachsen ungefähr einen Zentimeter pro Monat und speichern während ihres Wachstums Spuren von zahlreichen Substanzen, die dem Körper zugeführt wurden. Eine Analyse der Haare findet jedoch allgemein nur bei Kontrollen außerhalb des Sports zum Nachweis des Dauerkonsums von Drogen wie Kokain, Heroin, Amphetaminen oder Cannabis statt. Haare von 12 Zentimetern Länge lassen somit über ein Jahr rückwirkend den Konsum von bestimmten Substanzen rekonstruieren.

Jede einzelne Analyse für sich hat ihre Stärken und Schwächen. So sind in einer Haaranalyse zum Bsp. weder EPO noch Wachstumshormone nachweisbar. Der Urin kann leicht manipuliert werden. Die Blutentnahme stellt eine Körperverletzung dar, die abgelehnt werden kann. Eine Kombination der drei Testmöglichkeiten (Urin, Blut, Haare) wäre für die umfassende Dopinganalyse die ideale Lösung, allerdings ist sie für regelmäßige Kontrollen zu aufwändig. Die Urinprobe stellt somit einen Kompromiss aus rechtlichen, nachweistechnischen und kostenkontrollierten Gesichtspunkten dar.

2.21 Ablauf und Problematik bei Dopingkontrollen

Bei Dopingkontrollen wird zwischen Wettkampf- und „Trainingskontrollen" (out of competition) unterschieden. Bei den international üblichen Wettkampfkontrollen werden in der Regel, abhängig vom Niveau des Wettkampfs, alle Medaillengewinner und je ein weiterer Platzierter pro Disziplin getestet. Für den Fall, dass nicht alle Disziplinen einer Sportart überprüft werden, fällt die Wahl auf Disziplinen und Platzierungen durch das Los. Allgemein werden Sportlerinnen und Sportler unmittelbar nach Wettkampfende über die Kontrolle informiert und müssen sich dann umgehend zum Kontrollraum begeben (d.h. innerhalb von 60 Minuten).

Bei Kontrollen außerhalb von Wettkämpfen (Trainingskontrollen) werden mit Hilfe eines Zufallsgenerators die zu testenden Sportlerinnen und Sportler ausgewählt. Zumeist sind es solche Athletinnen und Athleten, die nationalen Kadern angehören. Trainingskontrollen sind jedoch nur dann wirkungsvoll, wenn sie möglichst ohne Vorwarnung und mit geringer Ankündigungsfrist erfolgen, was allerdings in der Vergangenheit oft nicht der Fall war. So genügen häufig nur wenige Stunden, um Dopingmittel aus dem Körper zu „schwemmen". Des Weiteren sind bei längerer Ankündigungsfrist Manipulationen bei der Urinabgabe möglich (z.B. Einführen von Fremdurin in die Blase). Die Verweigerung einer Dopingkontrolle gilt als positives Testergebnis und führt zu entsprechenden Sanktionen. Wichtig ist, dass bei der Durchführung von Kontrollen, bestimmte Konventionen einzuhalten sind. So müssen die Kontrolleure akkreditiert sein und darauf achten, dass sich die Sportler ausweisen. Bei der Kontrolle von Athletinnen muss eine Frau anwesend sein. Der Vorgang wird protokolliert und vom Sportler und Kontrolleur unterschrieben. Die Sportlerin/der Sportler müssen wiederum beachten, dass die Nummern auf den Kontrollproben mit dem Protokoll übereinstimmen, um nur einige mögliche Beispiele für Fehlerquellen zu nennen. Diese Aspekte scheinen banal, doch werden diese Schritte nicht immer regelgerecht durchgeführt. Liegt ein Formfehler vor, wie schon in zahlreichen Dopingfällen geschehen, kann trotz des Vorliegens positiver Probenergebnisse ein Freispruch erfolgen (z.B.: Der belgische Triathlet Rutger Beke wurde 2004 des EPO-Dopings beim Ironman Hawaii überführt. Er legte Widerspruch ein und konnte durch den Nachweis von Verfahrensfehlern einen Freispruch erwirken. Inwiefern Beke mit EPO gedopt hat oder wie offiziell dargestellt, der Test fehlerhaft war, bleibt fraglich. Die Aussagen einiger anderer Triathleten wie Faris Al-Sultans (Ironman Hawaii Sieger 2005) sprechen jedoch für sich! Al-Sultans' Kommentar zur Frage, was er über Rutger Beke meine: „Wenn ich darüber nachdenke, vergeht mir der Spaß an der Sache!") (Die Welt 2006).

Bei Wettkampfkontrollen wird nach allen im Wettkampf verbotenen Substanzen und Methoden gesucht. Bei Kontrollen außerhalb des Wettkampfs schränkt sich die Suche gemäß den WADA-Kriterien entsprechend ein.

Trainingskontrollen können überall und zu jeder Zeit (out of competition) stattfinden, also nicht nur im Training. Kaderangehörige müssen in Deutschland deshalb bei der nationalen Kontrollstelle im Vorfeld ständig ihren Aufenthaltsort bekanntgeben, wenn dieser sich für mehr als 24 Stunden ändert. Diese Handhabung der Überwachung von Sportlern wird von Verfassungsschützern stark kritisiert, da die Sportler hiermit stärker überwacht werden als jeder Verbrecher mit Bewährungsauflagen.

Für die langfristige Entwicklung der Dopingvermeidung ist dies jedoch der einzige Weg, da so gezielte Trainingskontrollen möglich sind, in denen Substanzen erfasst werden können, die nur sehr kurzfristig nachweisbar sind, obwohl deren Wirkung viel länger anhält (z.B. EPO).

In Deutschland können bei Wettkämpfen alle Teilnehmerinnen und Teilnehmer kontrolliert werden, bei Trainingskontrollen alle Angehörigen von Bundes- oder Landeskadern sowie Sportlerinnen und Sportler, die sich für den Sonderkontrollkader gemeldet haben. Wer an internationalen Meisterschaften teilnehmen will, muss Mitglied in einem dieser Kontrollkader sein.

Nach der Information, dass eine Kontrolle stattfindet, muss die Sportlerin/ der Sportler bei der Kontrolle die Medikamente angeben, die sie/er in den vergangenen 48 Stunden eingenommen hat. Die abgegebene Urinprobe (dies ist die häufigste Analyseart) wird in zwei Behälter verteilt. Diese werden anschließend versiegelt, etikettiert und nummeriert. Beide Flaschen werden an das jeweilige nationale Kontrolllabor oder eine andere entsprechend akkreditierte Institution geschickt. Die A-Probe wird analysiert. Die B-Probe wird erst dann geöffnet, wenn die A-Probe positiv war. Erst wenn beide Proben einen positiven Befund ergeben, werden entsprechende Sanktionen in die Wege geleitet. Bei einem negativen Befund erfolgt keine gesonderte Information an den Athleten. Ergibt die Probe einen positiven Befund, informiert das entsprechende Labor die NADA und den betroffenen Fachverband, denn nur diese kennen die Namen der kontrollierten Athletinnen und Athleten, die bei der Abgabe der Proben anonymisiert wurden (Nummern-Code). Bei Feststellung einer positiven Probe leitet der Fachverband die Verbandsgerichtsbarkeit in Gang. Die Sportlerin/der Sportler kann jedoch im Dopingfall eine zweite Analyse der B-Probe verlangen. Bei dieser können sowohl die Athletin/der Athlet und/oder sein Rechtsvertreter anwesend sein. Wird eine Strafe ausgesprochen, so kann Berufung eingelegt werden. Hat die Berufung keinen Erfolg, tritt nach Abschluss des Verfahrens die Strafe/Sperre in Kraft. Die Zeit vom Beginn der Suspendierung wird dabei in die Sperre mit angerechnet. Beim „Ersttäter" heißt die Höchststrafe zwei Jahre Sperre, bei der Wiederholung sind vier Jahre bis zu einer lebenslangen Sperre möglich. Das Strafmaß ist regelmäßig Thema der Diskussion und ständigen Änderungen unterworfen. Höchststrafen wurden bislang jedoch eher in seltenen Fällen ausgesprochen. Dazu gehören zum Beispiel die finnische Biathletin Kaisa Varis (wiederholter EPO-Missbrauch) im Frühjahr 2008, der kanadische Sprinter Ben Johnson und die ukrainische Silbermedaillengewinnerin der Olympischen Spiele von Peking im Siebenkampf Ludmilla Blonska (beide mit wiederholtem Anabolikamissbrauch).

2.22 Dopingkampf in Gefahr: Datenschutz und Persönlichkeitsrecht

Das in den vergangenen Jahren entwickelte Online-Meldesystem (ADAMS – Anti-Doping Administration & Management System) basiert auf der regelmäßigen Angabe des Aufenthaltsortes von Leistungssportlern, wenn sich dieser innerhalb von 24 Stunden ändert, damit diese jederzeit kontrolliert werden können. Diesbezüglich stellen Klagen der betroffenen Sportler auf die Verletzung ihrer Persönlichkeitsrechte eine ernstzunehmende Gefahr für das Kontrollsystem dar. Die schärfste Kritik kam hierbei unter anderem vom Bundesbeauftragten für den Datenschutz, Peter Schaar. Er sieht die Einhaltung der Menschenwürde der Athleten nicht gewährt, kritisiert die „lückenlose Aufenthaltskontrolle" und nannte ADAMS äquivalent mit einer elektronischen Fußfessel. Besonders der Mangel an Datensicherheit und die fehlende Anonymisierung wurde kritisiert.

Die Position seitens der Bundesregierung ist wie folgt:

„Ja, der Internationale Datenschutzstandard, den die WADA erarbeitet hat, ist nicht mit deutschem und europäischem Datenschutzrecht vereinbar. Ich sehe mit Sorge, dass die internationale Seite diesen wesentlichen Aspekt unterschätzt hat", sagte

Christoph Bergner, bis Januar 2014 Parlamentarischer Staatssekretär des für Spitzensport zuständigen Bundesinnenministeriums auf Anfrage: „Wir müssen so schnell wie möglich einen rechtlich einwandfreien und mit dem europäischen Recht zu vereinbarenden Datenschutzstandard bekommen. Nur dann kann eine Zusammenarbeit der WADA mit den meisten europäischen Regierungen bestehen bleiben." Frankfurter Allgemeine Zeitung (2009)

Trotz der Gefahr für das Kontrollsystem sollten die Einwände sehr ernst genommen werden: In der Absicht den Einsatz von verbotenen Substanzen durch eine verbesserte und ständige Aufenthaltskontrolle zu erschweren, hatte die WADA zum 1.1.2009 die Meldepflichten maßgeblich verschärft. So müssen alleine in Deutschland ca. 500 Leistungssportler ihren Aufenthaltsort drei Monate im Voraus angeben und für jeden Tag eine Stunde zwischen 6 und 23 Uhr festlegen, zu der sie an einem von ihnen gewählten Ort anzutreffen sind. Wenn diese Vorgaben innerhalb von 12 Monaten dreimal verletzt werden, kommt es zu einer Sanktion oder Sperre. Das zugrundeliegende Online-Meldesystem „ADAMS" stellt ein Problem für den Datenschutz dar. Die Angaben werden nämlich an die Sportverbände weitergeleitet, wobei das Grundrecht eines jeden Sportlers auf „Informationelle Selbstbestimmung" nicht mehr komplett gewährleistet ist. Es muss deswegen eine Optimierung von ADAMS angestrebt werden. Dies ist auch daran zu erkennen, dass trotz der langen Vorbereitungsphase seitens der NADA von über eineinhalb Jahren, schon innerhalb der ersten beiden Monate nach dem Inkrafttreten am 1.1.2009 große Probleme auftraten: So haben laut NADA-Justitiarin Anja Berninger ca. sechs Prozent der Athleten gegen die Meldepflicht verstoßen. Dies ist ein unverhältnismäßig hoher Anteil – wenn man diesen Sportlern nicht Absicht und Doping vorwerfen möchte.

Grundsätzlich muss konstatiert werden, dass ADAMS als ein weiterer Baustein im Kampf gegen Doping zu verstehen ist, der die Möglichkeiten des Dopingmissbrauchs stark einschränken wird. Es ist davon auszugehen, dass sich dies nachhaltig positiv auf den Sport auswirken wird. Die aktuellen Probleme in juristischer sowie technisch-praktischer Hinsicht bedürfen einer kontinuierlichen Überarbeitung. Die derzeitig ablehnende Haltung in der Auseinandersetzung mit einer neuen Technologie wird in einigen Jahren voraussichtlich der positiven Erkenntnis über einen weiteren Teilgewinn des Sports gegen Doping weichen. Inwiefern dieses System im internationalen Maßstab durchgesetzt wird/werden kann, bleibt fraglich.

2.23 Die Forderung nach Freigabe

Seit Jahrzehnten werden immer wieder Stimmen laut, die für die Freigabe des Dopings plädieren. Sie führen dabei an, dass Spitzensportlerinnen und -sportler einen Sonderstatus genießen. Ihr Körper ist extrem belastet und dieser bedarf einer „speziellen" medizinischen Behandlung. Die intensiven Trainings- und Wettkampfbelastungen überfordern den Sportler/die Sportlerin. Um diesen „unmenschlichen" Belastungen gerecht zu werden und den negativen Folgen und Langzeitschäden vorzubeugen, müsse man die Konstitution mit Dopingmitteln verbessern. Um hierbei Schäden durch eigenmächtige Dosierungen zu vermeiden, wäre es besser, das Doping unter „ärztliche Kontrolle" zu stellen und zuzulassen.

Diese Argumente sind jedoch völlig haltlos. Zum einen ermöglicht Doping überhaupt erst Trainings- und Wettkampfleistungen in bestimmten Formen. Das Doping vor Überlastungen und Langzeitschäden schützen soll, entzieht sich jedem wissenschaftlichen Beleg. Doping gibt sich mit der Forderung nach Freigabe lediglich die Selbstlegitimation. Zudem schützt sich der Körper selbst vor Überlastung. Jeder Sportler, der seinen Körper chronisch überlastet, wird über kurz oder lang die Zeichen des Übertrainings zu spüren bekommen (wie verminderte Leistungsfähigkeit und -bereitschaft, erhöhtes Schlafbedürfnis und/oder Infektanfälligkeit). Tatsache ist weiterhin, dass ärztlich kontrolliertes Doping in Deutschland verboten ist. Der dopende Arzt ist strafrechtlichen Konsequenzen ausgesetzt, auch wenn er subjektiv der Meinung ist, mit seiner „Hilfestellung" Schäden zu verhindern oder zu reduzieren. Ärztlich kontrolliertes Doping ist mit verschiedenen gesetzlichen Vorschriften unvereinbar. So ist das „in den Verkehr bringen, Verschreiben oder Anwenden von Arzneimitteln bei anderen zu Dopingzwecken" verboten (§ 6a Abs. 2 Nr. 1 Arzneimittelgesetz). Der Arzt kann wegen Körperverletzung, wegen Verstoßes gegen das Arzneimittelgesetz und gegen das Betäubungsmittelgesetz, wegen Vermögensdelikten (Betrug), wegen Schädigung und Täuschung von Krankenkassen oder im Extremfall wegen fahrlässiger Körperverletzung belangt werden.

3 Dopingklassifikationen

Die WADA unterscheidet beim Doping prinzipiell die folgenden Gruppen/ Säulen:

1. verbotene Wirkstoffe und Methoden (in und außerhalb von Wettkämpfen).
2. verbotene Wirkstoffe und Methoden (nur im Wettkampf).
3. in bestimmten Sportarten verbotene Wirkstoffe (nur im Wettkampf).
4. spezielle Wirkstoffe (Hierbei handelt es sich um eine Liste von Wirkstoffen, die in vielen medizinischen und anderen Präparaten enthalten sind, sodass sich eine erhöhte Gefahr eines unbeabsichtigten Verstoßes gegen die Antidoping-Bestimmungen ergibt. Im Fall des Missbrauchs kann sich dies strafmildernd auswirken. Vorrausetzung dafür ist, dass eindeutig ein unbeabsichtigter Missbrauch nachgewiesen werden kann. Zudem enthält die Liste Substanzen, deren Missbrauchspotenzial abgeschätzt werden soll, indem der Konsum überwacht wird).

Im Folgenden sollen diese vier Gruppen detailliert dargestellt werden. Die Autoren haben sich dabei weitgehend an die Vorlage der aktuellen WADA-Liste 2013/2014 gehalten. Der Schwerpunkt in der Darstellung der verbotenen Wirkstoffgruppen und Methoden liegt dabei in den funktionellen Aspekten. Daraus ergeben sich teilweise Abweichungen von der WADA-Liste. Diese Abweichungen sind jedoch ausdrücklich beschrieben, soweit sie vorhanden sind. Der Leser kann somit nachvollziehen und selbst entscheiden, ob die Darstellung sinnvoll ist. Für jede der Wirkstoffgruppen und Methoden werden bekannte Beispielsubstanzen genannt. Nachfolgend wird eine differenzierte Darstellung der Wirkungen/Nebenwirkungen derselben vorgenommen. Dies soll unter getrennter Betrachtung von physischen und psychischen sowie unter kurz- und langfristigen Aspekten, soweit sinnvoll oder möglich, durchgeführt werden. Darauf fußend werden die „eigentlichen" medizinisch-therapeutischen Anwendungsbereiche unter funktionellen Aspekten dargestellt. Danach sollen geschichtliche Aspekte der Substanzgruppen oder der Methoden sowie deren Missbrauch dargestellt werden, um zu verdeutlichen, inwiefern die Dopingthematik aktuell relevant ist bzw. war. Letztendlich erfolgt eine Darstellung von verschiedenen Sachverhalten, kuriosen und bekannten Dopingfällen oder Besonderheiten, die mit der entsprechenden Wirkstoffgruppe/Methode im Zusammenhang stehen.

3.1 Wirkstoffe und Methoden, die zu allen Zeiten (in und außerhalb von Wettkämpfen) verboten sind

3.1.1 Anabolika

Definition/Einführung

Im Organismus gibt es zwei grundlegende Prozesse, die permanent ablaufen. Diese werden in abbauende (katabole) und aufbauende (anabole) Prozesse unterteilt. Das Wort „Anabolikum" entstammt dem Griechischen Wort „anawolí", welches übersetzt für Verschiebung/Vertagung steht. Anabolika verschieben also den Stoffwechsel des Organismus in Richtung des körperlichen Aufbaus, indem sie vorwiegend den Proteinaufbau steigern. Anabolika kommen dabei sowohl bei Männern als auch bei Frauen unter natürlichen Bedingungen im Körper vor. Sie können zu therapeutischen Zwecken wie auch zu missbräuchlichen von außen (exogen) zugeführt werden. Die im Körper vorkommenden „natürlichen" Anabolika leiten sich vorwiegend vom männlichen Sexualhormon Testosteron ab. Die künstlichen Präparate gleichen in ihrer Grundstruktur dem Testosteron, jedoch wurden sie soweit modifiziert, dass ihre Wirkungen teilweise um ein vielfaches stärker sind. Weiterhin gibt es zahlreiche Präparate, die aufgrund ihrer chemischen Struktur nicht als Anabolika definiert werden, da sie keine „Steroidstruktur" besitzen, aber dennoch auch anabole Wirkungen besitzen. Clenbuterol, aus der Gruppe der

β_2-Sympathomimetika (d.h. Asthmamedikamente), besitzt beispielsweise, neben seinen Wirkungen auf die Atemwege, zusätzlich anabole Wirkungen.

Die Substanzen aus der Gruppe der Wachstumshormone besitzen zusammengenommen anabole Wirkungen, jedoch sind ihre Wirkungsweisen im Organismus viel umfassender als die der Anabolika, da sie Wachstumsprozesse allgemein fördern. Weitere anabol-wirkende Stoffgruppen sind Aromatasehemmer, Estrogen- und Androgenrezeptormodulatoren sowie Wirkstoffe, welche die Myostatinwirkung beeinflussen.

Generell können sämtliche Substanzen als Anabolika bezeichnet werden, die selbst anabol wirken oder zumindest beeinflussende Wirkungen auf Rezeptoren und Enzyme haben, die so den anabolen Stoffwechsel fördern. Hieraus wird ersichtlich, dass eine klare Trennung/Definition „der Anabolika" weniger funktionell-biochemisch möglich ist, sondern vor allem chemisch-strukturell besteht.

Die WADA unterteilt die Anabolika in „natürliche" (endogene) und „künstliche" (exogene) Anabolika sowie „andere anabole Wirkstoffe". Die „Natürlichen" entsprechen weitgehend den körpereigenen Anabolika in ihrer chemischen Struktur, auch wenn sie zu einem Großteil künstlich hergestellt werden. Die „Künstlichen" besitzen die gleiche Grundstruktur wie die „Natürlichen", jedoch sind sie „künstlich" modifiziert und synthetisiert worden.

Bei den „anderen anabolen Wirkstoffen" werden Beispielsubstanzen und -gruppen genannt. Dazu zählen beispielsweise die selektiven Androgen-Rezeptor-Modulatoren (SARMs), Clenbuterol (β_2-Sympathomimetika/Asthmamittel) und Zeranol (xenobiotische, von Pflanzen gebildete Substanz, die anabole Wirkung besitzt). Im Folgenden werden die „natürlichen" (endogene) und „künstlichen" (exogene) Anabolika entsprechend der WADA dargestellt. Die „anderen anabolen Wirkstoffe" werden zusammen mit den von der WADA definierten „Hormon-Antagonisten und -Modulatoren" in der Kategorie „Hormon-Antagonisten und -Modulatoren oder weitere anabole Wirkstoffe" gesondert dargestellt. Die Wirkungen von Clenbuterol sind bisher pharmakologisch nicht exakt begründet. Deshalb soll es nicht der Gruppe der „Hormon-Antagonisten und -Modulatoren oder anderen anabolen Wirkstoffen" zugeordnet werden, sondern in der Wirkstoffklasse der β_2-Sympathomimetika als „Asthmamittel mit besonderen Wirkungen" dargestellt werden. Des Weiteren sollen die Substanzen aufgeführt werden, die den Missbrauch von Anabolika verschleiern können und damit gleichfalls verboten sind.

Beispielsubstanzen

- natürliche Anabolika: Testosteron, 5α-Dihydrotestosteron (DHT)
- künstliche Anabolika: Tetrahydrogestrinon (THG), Nandrolone, Stanozolol, Dianabol, Oral-Turinabol
- den Missbrauch von Anabolika verschleiernde Substanzen: Epitestosteron, Probenecid

Physische und Psychische Wirkung/Nebenwirkungen

Um die Wirkungen von Anabolika zu beschreiben, sollte man primär zwischen anabolen (aufbauenden) und androgenen (vermännlichenden) Prozessen unterscheiden. Weiterhin sollte zwischen physischen und psychischen Effekten unterschieden werden. Da diese Prozesse jedoch fließend in einander übergehen, ist es schwierig, sie klar voneinander zu differenzieren.

Bereits kurze Zeit nach der Einnahme von Anabolika (innerhalb weniger Wochen) kommt es zu einem enormen Muskelwachstum (anabole Wirkung der Anabolika) bei gleichzeitiger Abnahme des Fettgewebes (in Abhängigkeit von den verwendeten Substanzen, deren Mengen und Verabreichungsform). Bedingt durch die Muskelmasse (Körpermasse), die Form des Trainings (Intervallserien mit Maximalkrafteinsatz) und die Anabolika selbst, kommt es jedoch auch in kurzer Zeit zu krankhaften Veränderungen des Herzens. So vergrößert sich dieses „unphysiologisch". Es kommt zur Ausbildung einer sogenannten „konzentrischen Herzvergrößerung". Das bedeutet, dass sich vor allem die linke Herzkammer vergrößert, die das Blut in den Kreislauf pumpt. Das Herz verändert sich hierbei ähnlich wie bei einem Menschen, der jahrelang unbehandelten Bluthochdruck hat. In der längerfristigen Folge kann sich das Herz nicht mehr selbst mit Nährstoffen versorgen und die Pumpleistung (Schlagleistung) nimmt ab. Es entsteht eine sogenannte Herzinsuffizienz (auch Herzschwäche genannt). Die Ursache der Mangelversorgung liegt vor allem darin, dass Anabolika zwar das Muskelwachstum (auch das Wachstum des Herzmuskels) fördern, jedoch nicht die Bildung neuer Gefäße (Vaskularisierung) zur Versorgung dieser. Generell gilt, dass das Herz beim Anabolikamissbrauch, irreparabel geschädigt wird. Die Einnahmemenge hat dabei entscheidenden Einfluss. Je größer die Mengen, desto wahrscheinlicher ist bereits nach kürzester Zeit mit Schäden des Herz-Kreislaufsystems zu rechnen. Die Nebenwirkungen der Anabolika sind jedoch noch um ein vielfaches stärker und weitreichender, auch wenn sie nicht sofort wahrgenommen werden. So kommt es zu Fettstoffwechselstörungen mit Ablagerungen an den Gefäßwänden (Arteriosklerose). Es treten Störungen der Blutgerinnung und des Gefäßsystems auf, wobei die Gefahr für Thrombosen und Embolien, für Herz- und Lungeninfarkte sowie Schlaganfälle steigt. Auch Jahre nach dem eigentlichen Missbrauch besteht ein stark erhöhtes Risiko für diese Erkrankungen.

Zudem wirken Anabolika im Körper wie starke Zellgifte, die über Leber und Nieren „entsorgt" werden müssen. Größere und längerfristig verabreichte Mengen führen an diesen Organen zu bleibenden Schäden. So kann es in der Leber zu Zystenbildungen bis hin zum Versagen der Leberfunktion und Leberkrebs kommen. Vor allem die Leberzysten treten bereits nach kurzem Gebrauch relativ häufig auf und können die Entstehung von Krebs zusätzlich begünstigen.

Weiterhin kommt es unter der Einnahme von Anabolika zu Prozessen der Vermännlichung (androgene Wirkung der Anabolika), die abhängig von der verabreichten Menge, den verwendeten Substanzen und der Dauer der Einnahme/des Missbrauchs sind. Diese Effekte betreffen insbesondere Frauen, die Anabolika konsumieren. So kommt es zu einer Zunahme der Körperbehaarung nach dem männlichem Verteilungsmuster. Die Gesichtszüge vergröbern sich. Die Talgdrüsen der Haut vergrößern sich. Es kann zur Ausbildung von Akne (Steroidakne) in extremer Form kommen. Dabei sind, ähnlich wie in der Pubertät, vor allem das Gesicht, der Rücken und die Brust betroffen. Das Kehlkopfskelett beginnt zu wachsen und die Stimmlage wird tiefer.

Durch den Eingriff in das fein regulierte System der Bildung von männlichen Sexualhormonen, kommt es jedoch zu weiteren, weitreichenden physischen Folgen, deren Entstehung erläutert werden soll: Unter normalen Bedingungen wird die Hirnanhangsdrüse (Hypophyse) durch den Hypothalamus (Teil des Gehirns) angeregt Hormone freizusetzen. Dies sind in diesem Zusammenhang LH (luteinisierendes Hormon) und FSH (Follikel-Stimulierendes Hormon). Sie beeinflussen und regulieren sowohl die Reifung von Spermien/Eizellen (vorwiegend durch FSH) als auch die Bildung von Testosteron in den Hoden und Östrogenen in den Eierstöcken (vornehmlich durch LH). Ist ausreichend Testosteron/Östrogen vorhanden, wird die weitere Freisetzung über Rückkopplungskreisläufe (sogenannte Feed-Back-Regulation), sowohl im Hypothalamus als auch in der Hirnanhangsdrüse, unterbunden (s. Abb. 1). Bedingt durch die künstliche Einnahme kommt es zu einer Störung dieses

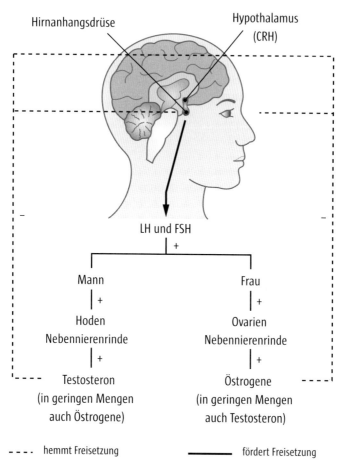

Abb. 1   Regelkreislauf der körpereigenen Produktion von Testosteron und Östrogenen (sogenannte Hypothalamus-Hirnanhangsdrüsen-Nebennieren-Achse)

Gleichgewichts. Bei der Frau können die Eierstöcke verkümmern. Bei Männern nimmt die Spermienreifung und -anzahl ab. In der Folge verkleinern sich die Hoden, da sie durch die künstliche Zufuhr von Anabolika nicht mehr so viel Testosteron bilden müssen (Ursache der Schrumpfhoden bei Anabolika konsumierenden Bodybuildern). Die Prozesse können reversibel sein, jedoch auch zu bleibenden Schäden bis hin zur Unfruchtbarkeit führen.

Weiterhin wird im menschlichen Körper kontinuierlich ein bestimmter Anteil von Testosteron in DHT (Dihydrotestosteron) und Estradiol umgewandelt. DHT ist generell stärker androgen und anabol wirksam als Testosteron und zusätzlich einer der Angriffsorte der Therapie des männlichen Haarausfalls, der durch Androgene verursacht wird, der sogenannten „androgenen Alopezie". Kurz: Hier werden Substanzen eingesetzt (z.B. Finasterid), welche die Bildung von DHT und damit den Haarausfall hemmen. Da Finasterid unter dem Verdacht stand den Anabolikamissbrauch zu verschleiern, war es bis zum Jahr 2008 verboten.

Estron und Östriol wiederum sind zusammen mit Estradiol, die wichtigsten Östrogene im Körper. Durch die künstliche Zufuhr von Anabolika kann es zu einer vermehrten Bildung von Östrogenen kommen, wodurch bei Männern das Brustgewebe zu wachsen beginnen kann. Dies bezeichnet man als Gynäkomastie.

Unter Anabolikamissbrauch kann es zu einer Steigerung von Aggressivität und Risikobereitschaft kommen. Diese Emotionen unterliegen dabei aber starken Schwankungen und können schnell in Depressionen und Wahnvorstellungen (Psychosen) umschlagen. Weiterhin können Gedächtnisleistung und Konzentrationsfähigkeit stark eingeschränkt werden. Da Anabolika letztlich Sexualhormone sind, kommt es durch den Missbrauch zu einer starken Zunahme der Libido bei Männern und Frauen.

Medizinische Verwendung

Anabolika werden heute nur unter strengster medizinischer Indikation bei Schwerstkranken wie zum Beispiel Krebspatienten eingesetzt, um die Regeneration und den Muskelaufbau zu fördern. In solchen Fällen entscheiden sich die behandelnden Ärzte aufgrund der starken Nebenwirkungen oft gegen eine Anwendung, obwohl die dabei verwendeten Dosierungen um ein vielfaches geringer sind als die missbräuchlich verwendeten.

Alpha-Reduktase-Hemmer (z.B. Finasterid), die jahrelang im Verdacht standen den Missbrauch von Anabolika zu verschleiern und deshalb auch verboten waren, werden medizinisch weitaus häufiger eingesetzt. Finasterid wird beispielsweise als Arzneimittel zur Behandlung der gutartigen Prostatavergrößerung (benigne Prostatahyperplasie oder BPH) und der androgenetischen

Alopezie (durch männliche Sexualhormone bedingter Haarausfall) ange-wandt.

Probenecid dient als Arzneimittel zur Behandlung der Hyperurikämie (Übermaß an Harnsäure im Blut), die zur Gicht führen kann. Es gehört zu den sogenannten Urikosurika, einer Substanzgruppe, welche die Ausschei-dung von bestimmten Stoffen im Urin (z.B. Anabolika) verhindern oder verändern kann. Es soll jedoch hier nur in diesem Zusammenhang genannt werden. Von der WADA wird es in die Kategorie „Diuretika und andere Mas-kierungsmittel" eingeordnet. In diesem Buch wird es in Kapitel 3.1.8 er-läutert.

Applikationsform (Art der Anwendung)

Anabolika können in Tablettenform verabreicht werden oder auch intramus-kulär (i.m.) gespritzt werden. Für den Missbrauch ist das Spritzen heutzu-tage um ein vielfaches sicherer. In der Regel möchte man exakte Angaben über die verabreichten Mengen haben, da diese entscheidend für die Wir-kung und letztlich auch für die Dauer des Nachweises sind. Tabletten können unter bestimmten Bedingungen beschleunigt, verlangsamt oder vermindert resorbiert werden wie beispielsweise bei Durchfall. Sie bergen somit eine ge-wisse Unsicherheit in der Anwendung.

Geschichtliches

Wenn man von Anabolika hört, denkt man meist an Bodybuilding, wobei Bodybuilding, in der Form wie wir es kennen, überhaupt erst durch synthe-tische Steroide möglich wurde. Weiterhin sind sämtliche Wurf-, Lauf- und Sprungsportarten sowie Gewichtheben für den Langzeitgebrauch prädesti-niert. Man kann jedoch generell sagen, dass alle Sportarten, in denen es auf Schnell- und Maximalkraft ankommt, hervorragend für den Missbrauch „ge-eignet" sind. Häufig wird jedoch nicht berücksichtigt, dass sich ein großes Missbrauchspotenzial auch für Sportarten ergibt, in denen ein „hoher Ei-weißumsatz" stattfindet. Dies ist in den meisten klassischen Ausdauersport-arten der Fall. So findet im Laufen, durch die hohe mechanische und ener-getische Belastung der Muskulatur, ein hoher Eiweißumsatz auf Kosten der Muskulatur statt. Anabolika können hier die Regeneration enorm unterstüt-zen und beschleunigen, sodass die Leistung langfristig gesteigert werden kann. Zusätzlich steigern Anabolika das Aggressionsverhalten, welches in fast allen Sportarten von Vorteil sein kann, sei es im Training oder im Wettkampf.

Im Laufe der Zeit hat sich die Art und Weise des Missbrauchs gravierend verändert. Während bis in die Mitte der 1970er-Jahre keine Nachweisverfahren für Anabolika vorhanden waren, wurde später die entsprechende Substanz rechtzeitig vor Wettkämpfen abgesetzt, um nicht „positiv" getestet zu werden. Mit der Einführung der Trainingskontrollen wurde der Missbrauch zwar zunehmend eingeschränkt, jedoch gibt es inzwischen Präparate, die innerhalb von wenigen Tagen nicht mehr nachweisbar sind, deren anabole Wirkungen im Gegensatz dazu aber deutlich länger anhalten. Schwierig nachzuweisen war lange Zeit auch der Missbrauch von körpereigenen, von außen (exogen) zusätzlich zugeführten Anabolika wie Testosteron. In der Folge wurde ein Verfahren eingeführt, bei dem das Verhältnis von Testosteron (T) zu Epitestosteron (E) (einem körpereigenen Stoff, der unter normalen Bedingungen in etwa der Menge des Testosterons entspricht) bestimmt wird. Liegt dieser T/E-Wert über einem Quotienten von 4, gilt der Athlet als gedopt. Diese Grenzwertfestlegung wurde jedoch in der Vergangenheit mehrfach verändert. So konnte ein Sportler vor 20 Jahren mit Quotienten von über 12 im Wettkampf getestet werden ohne als „gedopt" zu gelten. Darüber hinaus unterliegt dieser Grenzwert auch großen physiologischen Schwankungen, der einigen Athleten/Athletinnen schon zum Verhängnis geworden ist (s. Kap. 3.1.1 Abschnitt zu Der Fall Uta Pippig).

Weiterhin ist bekannt, dass beim Missbrauch von Testosteron dieses mit Epitestosteron kombiniert verabreicht wird/wurde, um den T/E-Quotienten zu senken und damit den Missbrauch zu verschleiern. Der Gebrauch von Epitestosteron ist deshalb ebenfalls verboten, da er der Verschleierung des Anabolikamissbrauchs (speziell der Verschleierung des Testosteronmissbrauchs) dient. Der Missbrauch von künstlichem Testosteron, das von außen zugeführt wird, kann heutzutage jedoch zusätzlich mit einer sehr aufwendigen und damit teuren Isotopenbestimmung nachgewiesen werden. Hierbei bestimmt man den Isotopenanteil (Anteil radioaktiver Bestandteile) von körpereigenem Kortisol (Ausgangsstoff für die Synthese von körpereigenem Testosteron) und vergleicht diesen mit dem des Testosterons der Probe. Dieses Verfahren ist jedoch aufgrund der Kosten und des Aufwands nur in speziellen Verdachtsfällen, die sich meist aus auffälligen Quotienten ergeben, indiziert.

Jahrelang war es so möglich, sich mit Testosteron zu dopen, ohne positiv getestet zu werden. Man musste lediglich auf ein ausgewogenes Verhältnis (T/E-Quotient) achten. Inzwischen bestimmt man bei jeder Probe auch die Epitestosteronmenge. Der Verschleierung des Testosteron-Missbrauchs über diesen Weg konnte damit in den letzten 5 Jahren stark eingeschränkt werden. Im Jahr 2008 zeigte jedoch eine Studie des schwedischen Karolinska Institutes, dass bei mehr als der Hälfte der getesteten Asiaten und bei etwa bei jedem zehnten Europäer nach Testosterongabe die Urin-Dopingtests normal ausfallen. Die Gültigkeit der gängigen Testverfahren ist damit infrage gestellt!

Entwicklung

Lange bevor es in den 1930er-Jahren gelang die chemische Struktur von Sexualhormonen zu entschlüsseln, waren Hodentransplantationen und -extrakte Gegenstand der Forschung und sind in einigen Kulturkreisen (Asien) auch heutzutage noch fester Bestandteil des Glaubens. Bereits Anfang des 20. Jahrhunderts war von einem dubiosen Hodenextrakt, Spermin genannt, bei den Sechstagefahrern die Rede.

1935 gelang es erstmals, das männliche Hormon Testosteron zu isolieren. Allerdings wurde zu dieser Zeit die anabole Wirkung noch nicht erkannt. Der Mannschaftsarzt der amerikanischen Gewichtheber Dr. John Ziegler, der später auch als Vater des Dianabols bekannt wurde, entdeckte bei den Weltmeisterschaften in Wien 1954, dass das sowjetische Team mit Testosteron hantierte. 1955 kam mit Metandienon, welches unter dem Handelsnamen Dianabol® bekannt ist, das erste künstliche Steroid auf den Markt. Es wurde im Leistungssport bis in die 1980er-Jahre zu einem Kassenschlager und ist einer der Hauptgründe für die Dominanz US-amerikanischer Werfer in den 1950er-Jahren gewesen. Man setzte es zudem vornehmlich in Kraftsportarten wie Gewichtheben ein.

Weiterhin interessant sind in diesem Zusammenhang einige US-Filme aus den 1960- und 1970er-Jahren über Sindbad und Herkules, die heute als Filmklassiker betrachtet werden und in denen einige Darsteller extrem muskulös erschienen. So hatte die amerikanische Mafia in den 1960- und 70er-Jahren die Umsatzmöglichkeiten mit Schwarzmarktanabolika in der aufkommenden Bodybuilding-Szene erkannt. Durch den gezielten Eingriff in die Filmindustrie (e.g. „Pumping Iron" mit Arnold Schwarzenegger) wurde das Bodybuilding salonfähig gemacht und dem damit zusammenhängenden Anabolikamissbrauch der Weg bereitet. Doping war nicht mehr nur auf den Leistungssport begrenzt, sondern hatte die Schwelle zum Breiten- bzw. Freizeitsport überschritten.

In der DDR wurde zu dieser Zeit ein eigenes Hausmittel entwickelt, das als „Blauer-Blitz", aufgrund der Tablettenfarbe, bekannt wurde. Oral-Turinabol wurde in den 1970–80er-Jahren in nahezu allen Sportarten in der DDR verwendet. Besonders tragisch war die heimliche Verabreichung an Kinder und Jugendliche durch Beimischung in Nahrungsmittel. Es ist bekannt, dass bereits 13-jährigen Mädchen hohe Mengen verabreicht wurden. Bei ihnen waren die anabolen Wirkungen und damit verbundenen Leistungssteigerungen enorm und einer der Gründe für die jahrelange Dominanz der DDR-Sportlerinnen bei zahlreichen internationalen Wettkämpfen. Auf der anderen Seite gab es jedoch auch sehr starke Nebenwirkungen wie das Ausbleiben der Periode, Unfruchtbarkeit, Bartwuchs, tiefe Stimmen und vergröberte Gesichtszüge, um nur einige wenige zu nennen. Zu dieser Zeit etablierte sich die DDR neben den USA und der damaligen UdSSR unter den drei Top-Sportnationen bei Olympischen Spielen. Diese Position hielt sie bis zur politischen Wende und dem Fall der Mauer. Dieser Status wurde von Sportfunktionären der damaligen BRD nur mit Missgunst wahrgenommen. Das führte letztlich dazu, dass der damalige Bundesminister des Innern (also auch Minister für Sport), Wolfgang Schäuble, zu folgender Aussage 1977 gelangte:

> „Wir wollen solche Mittel (Anabolika) unter absolut verantwortlicher Kontrolle der Sportmediziner einsetzen, weil es offenbar Disziplinen gibt, in denen ohne Einsatz dieser Mittel der leistungssportliche Wettbewerb in der Weltkonkurrenz nicht mehr mitgehalten werden kann." (Neues Deutschland 2013)

Diese Einschätzung der damaligen Lage zeigt, wie auf höchster politischer Ebene das Doping legitimiert wurde und letztlich in der BRD genauso politisch motiviert war wie in der DDR. Die Aussage Professor Dr. Wilfried Kindermanns: „Die Anabolikagabe an Frauen ist eher ein soziales Problem als ein medizinisches. Im Osten kommen Frauen auch mit tieferen Stimmen durch den Alltag" zeigt, im Gegensatz zu der Schäubles, ein noch viel radikaleres Bild. Die Aussage Schäubles muss man jedoch im Vergleich relativieren, da er die Folgen medizinisch nicht einschätzen konnte. Professor Dr. Kindermann nimmt auch heute noch zahlreiche leitende Ämter im

Sport ein. So war er unter anderem Mannschaftsarzt der Deutschen Fußball Nationalmannschaft bei der Fußballweltmeisterschaft 2006 und Mitglied des Kuratoriums der NADA (der Nationalen Anti-Doping Agentur). Trotz allem konnte der sportliche Anschluss an die Leistungen der DDR-Sportler nicht erreicht werden. Auch heute noch werden einige Weltrekorde in der Leichtathletik von DDR-Sportlerinnen (zum Beispiel 400 m Lauf der Frauen: Marita Koch 47.60 s) gehalten. Dabei wurde und wird oftmals die Tatsache missachtet, dass in der DDR ein bis dato beispielloses Leistungsförderungssystem existierte. Bereits in Kindergärten und Grundschulklassen fanden Talentsichtungen und -selektionen statt, die dann systematisch gefördert wurden. Zudem ergab sich durch die Reisemöglichkeiten im Rahmen von Wettkämpfen, die einem Großteil der Bevölkerung als auch anderen Sportlern vorenthalten waren, ein Sonderstatus für Top-Athleten, der eine Grundlage für besondere Motivation gebildet hat. Weiterhin ergaben sich zusätzliche Privilegien, die einem Großteil der Bürger der DDR erst nach jahrelangem Warten zugänglich waren (z.B. gesicherter Bezug einer Neubauwohnung oder garantierter Erwerb eines eigenen Pkws).

Das Verbot der Anabolika erfolgte erst 1974, nachdem Nachweisverfahren entwickelt waren. Bis dato waren laut einer Befragung über Anabolika-Gebrauch bei den Olympischen Spielen 1972 etwa 70% aller Leichtathletik-Teilnehmer Konsumenten dieser Mittel. Bei den Olympischen Spielen 1976 in Montreal wurden dann die ersten Kontrollen auf synthetisch hergestellte Anabolika durchgeführt. Der Missbrauch fand jedoch weiterhin sehr effektiv statt. So wurden in der DDR intensive Tests vorgenommen, die das Ziel hatten, zu messen wie groß die Zeitspanne zwischen Konsum/Missbrauch und Nachweisbarkeit ist. Das Hausmittel Oral-Turinabol wurde dann sehr gezielt im Training zum Aufbau genutzt, um es dann rechtzeitig vor einem Wettkampf abzusetzen. Die Leistungen aus dem Training wurden gehalten, der Nachweis konnte jedoch nicht mehr erbracht werden. Dies war jahrelange gängige Praxis in der DDR!

Dopingfälle, Besonderheiten und Kuriositäten

Der Fall Uta Pippig

Uta Pippig (geb. 1965) ist eine der erfolgreichsten deutschen Marathonläuferinnen. Sie gewann unter anderem mehrfach den Berlin-Marathon (1990, 1993, 1995), den New-York-City-Marathon (1993) und dreimal den Boston-

Marathon (1994, 1995, 1996). Im Jahr 1998 wurde bei einer Trainingskontrolle ein auffälliges Verhältnis zwischen Testosteron und Epitestosteron gemessen („T/E-Quotient"). Dieser lag bei 9,2/1 und ließ einen Testosteron-Missbrauch vermuten. Im Rahmen der Ermittlungen wurde jedoch deutlich, dass sowohl der Ablauf der Kontrolle, als auch der Test an sich, Verfahrensfehler enthielt und keineswegs unanfechtbar ist. Letztendlich bestätigten mehrere unabhängige Gutachter und Experten, dass der auffällige Testwert in diesem Fall auf natürliche Störungen des Hormonhaushalts zurückzuführen ist. Man einigte sich auf einen Vergleich, sodass der Dopingverdacht nie eindeutig geklärt wurde. Tatsache ist, dass Uta Pippig nach diesem Fall bis zum Jahr 2002 in Wettkämpfen aktiv war, jedoch nicht mehr an frühere Erfolge anknüpfen konnte!

Ein weiterer sehr erfolgreicher Sportler, der aufgrund eines auffälligen „T/E-Quotienten" unter Dopingverdacht steht, ist Ian Thorpe. Der australische Schwimmolympiasieger hatte bei einer unangekündigten Kontrolle im Mai 2006 einen Testwert, der deutlich über der festgelegten Grenze lag. In jeden Fall ein auffälliger Testwert, der näher untersucht werden hätte müssen. Das besondere an diesem Fall ist, dass die australische Anti-Doping Agentur den Fall „verschleppte". Thorpe, der im November 2006 seinen Rücktritt bekannt gab, erklärte: „(...) Ich war immer ein fairer Sportsmann. (...)." (Die Welt 2007). Es stellt sich die Frage, ob mit „fair" gemeint ist, nicht zu dopen oder ob seiner Meinung nach alle anderen auch dopen und es deshalb „fair" sei, wenn er dies auch tue?

Olympia 1988 Seoul

Mit dem Präparat Stanozolol (Handelsname Winstrol®) wurde 1988 der Kanadier Ben Johnson bei den Olympischen Spielen 1988 in Seoul überführt und löste damit große Empörung aus, da er nicht nur die Goldmedaille gewann, sondern auch den damaligen 100-m-Weltrekord „pulverisiert" hatte. Das ironische an der Geschichte ist, dass der Zweitplatzierte in diesem Rennen, der Amerikaner Carl Lewis, einer der bis heute erfolgreichsten Leichtathleten der Geschichte, die Gold-Medaille erhielt, obwohl er in diesem Rennen gar nicht hätte starten dürfen. Bei den US-amerikanischen Qualifikationswettkämpfen (den US-Trials) für die Olympischen Spiele war besagter Carl Lewis selbst des Dopings überführt worden. Der amerikanische Verband hatte dies aber vertuscht, eine Praktik, die zahlreiche Fragen aufwirft. So gab sich Ben Johnson stets als Opfer und nie als Täter aus und äußerte, dass es doch auffällig sei, dass in der Geschichte der Olympischen Spiele noch nie ein Amerikaner des Dopings überführt worden sei!

Der Todesfall Florence Griffith-Joyner

Am 25. September 1988 steht in Seoul (Südkorea) eine 28 Jahre junge Amerikanerin in den Starkblöcken des 200-m-Endlaufs der Olympischen Spiele. Aus den 8 Sprinterinnen dieses Finales sticht sie durch ihr Äußeres heraus. Lange Fingernägel und eine wallende Mähne scheinen nicht gerade die idealen Vorraussetzungen zum Sprinten zu sein. Sie wird das Rennen dennoch mit einem neuen Fabelweltrekord (200 m: 21,34 s) beenden. Dieser Rekord hat nicht nur bis heute Bestand, sondern keine andere Sportlerin kam in den letzten 20 Jahren auch nur in die Nähe dieser Zeit. Fast auf den Tag genau 10 Jahre später stirbt diese Frau mit 38 Jahren. Die Gründe sind sehr fadenscheinig. Als Todesursachen werden eine extrem seltene Form einer Gefäßwucherung, ein sogenanntes Hämangiom, welches zu einer Gehirnblutung geführt haben könnte, ein epileptischer Anfall mit Todesfolge und eine sehr seltene Form des Atemstillstands, wie er beispielsweise durch die extreme Stresssituation beim Einklemmen in einem verunfallten Fahrzeug entsteht, ein sogenanntes „Positional Asphyxia Syndrome" (PAS), angegeben.

Während ihrer Laufbahn wurde oft über Doping gemutmaßt, dieses aber nie offiziell nachgewiesen. Inwiefern der Tod mit den Folgen des vermutlich langjährigen Anabolikamissbrauchs zusammenhängt, bleibt weiterhin ungeklärt.

Zahnpasta-Affäre

Bei einer Dopingkontrolle im Oktober 1999 wurde Dieter Baumann, der Olympiasieger im 5.000-m-Lauf von 1992, positiv auf das Anabolikum Nandrolon getestet. Das Kuriose an diesem Fall war, dass in seiner Zahnpasta Norandrostendion, eine Vorläufersubstanz von Nandrolon gefunden wurde. Nachdem er Haarproben abgegeben hatte, die einen längeren Missbrauch ausschlossen, wurde er im Juli 2000 vom Vorwurf des Dopings freigesprochen. Der Internationale Leichtathletik Verband (IAAF) erkannte den Freispruch des nationalen Verbandes jedoch nicht an und sperrte ihn rückwirkend bis zum Jahr 2002. Zudem musste er seinen nationalen Titel über 5.000 m aus dem Jahr 1999 abgeben und durfte nicht an den Olympischen Spielen von Sydney 2000 teilnehmen, obwohl er die Qualifikationsbedingungen erfüllt hatte.

Der Fall löste große Streitigkeiten aus, da sich die offiziellen Meinungen über Baumann teilten. Die einen sahen in ihm das Opfer, dem der Olympia-Start vorenthalten wurde. Die anderen das typische Verhalten eines des Dopings überführten Athleten, der sich immer als großer „Saubermann" und Bekämpfer des Dopings in die erste Reihe gestellt hatte. Der Dopingkritiker Werner Franke, der sich für gewöhnlich nicht auf die Seite der Athleten stellt, sagte in diesem Zusammenhang Folgendes aus:

> „(...) *Seine Zahnpastatuben waren verseucht, erwiesenermaßen eine alte Stasi-Methode. Baumann hat zu viele Leute an sich rangelassen (...)."* (Der Spiegel 2006)

Der Sachverhalt konnte jedoch nie eindeutig geklärt werden. Tatsache ist, Nandrolon ist ein Anabolikum, welches vergleichsweise lang nachweisbar ist. Es wäre damit töricht oder einfach unwissend von Baumann gewesen, dieses zu nehmen.

Balco-Affäre

Die Balco-Affäre war ein 2003 aufgedeckter Dopingskandal um das amerikanische Unternehmen „**B**ay **A**rea **L**aboratory **Co**-**O**perative" (BALCO). In diesem kam ans Licht, dass der BALCO-Gründer und Inhaber Victor Conte, BALCO-Vizepräsident James Valente sowie die Trainer Greg Anderson und Remi Korchemny über mehrere Jahre das systematische Doping für zahlreiche amerikanische und europäische Leichtathleten organisiert und durchgeführt hatten. Dabei hatte BALCO sich über Jahre als Vertreiber von „Nahrungsergänzungsmitteln" das Vertrauen und die Kontakte zu den Top-Athleten hergestellt, um diese dann systematisch an den Missbrauch von verbotenen Substanzen heranzuführen. Dies unterstreicht, welchen Einfluss die sogenannten Nahrungsergänzungsmittel auf das Doping im Sport haben. Unter den von Balco betreuten Sportlern fanden sich Weltmeister und Olympiasieger sowie weitere Sportler aus den amerikanischen Football-, Basketball-, Eishockey- und Baseballligen. Das besondere an dieser Affäre war, dass mit dem Designersteroid Tetrahydrogestrinon (THG, auch „Clear") ein speziell für den Missbrauch synthetisiertes Doping-Mittel nachgewiesen wurde. Dabei wurde erstmals einer breiten Öffentlichkeit der Aufwand deutlich, der betrieben wurde und wird, um bei den gängigen Dopingnachweisen kein positives Testergebnis zu erhalten. Die Affäre kam letztlich nur an die Oberfläche, weil Trevor Graham, ein Leichtathletik-Trainer, sich mit den BALCO-Verantwortlichen zerstritten hatte und der United States Anti-Doping

Agency (USADA) eine Probe des bis dato nicht nachweisbaren Produktes zuspielte.

100-Meter-Weltrekord

Aktuell entfacht die Entwicklung der Weltrekordzeiten über 100 m wieder die Dopingdiskussion. So stellte der Jamaikaner Usain Bolt bei den Weltmeisterschaften 2009 in Berlin einen neuen Weltrekord mit 9,58 Sekunden auf. Betrachtet man die Entwicklung der 100-m-Weltrekorde in den letzten 40 Jahren, so fällt auf, dass sich die Zeiten bis in die Mitte der 1990er-Jahre „relativ" kontinuierlich entwickelt haben, jedoch in den letzten 10 Jahren mehrfach Sprünge von mehreren 100stel bis 10tel Sekunden erreicht wurden. So veränderte sich der Weltrekord seit den von Jim Hines in Mexiko-Stadt 1968 gelaufenen 9,95 Sekunden, in den folgenden 30 Jahren zunächst um etwa 0,1 Sekunden, auf die von Donovan Bailey 1996 aufgestellten 9,84 Sekunden. In den folgenden 10 Jahren wurde der Weltrekord um 26 hundertstel Sekunden auf die nun aktuellen 9,58 Sekunden verbessert:

- 10,0 (1960, Armin Harry)
- 9,95 (1968, Jim Hines)
- 9,93 (1983, Calvin Smith)
- 9,92 (1988, Carl Lewis)
- 9,86 (1991, Carl Lewis)
- 9,85 (1994, Lero Burell)
- 9,84 (1996, Donovan Bailey)
- 9,79 (1999, Maurice Green)
- 9,77 (2005, Asafa Powell)
- 9,74 (2007, Asafa Powell)
- 9,69 (2008, Usain Bolt)
- 9,58 (2009, Usain Bolt)

Fakt ist, dass drei der letzten fünf Olympiasieger über den 100-m-Lauf positiv getestet worden sind und zwei der letzten vier Weltrekorde wegen Dopingnachweis gestrichen werden mussten. Die Glaubwürdigkeit der „Sauberkeit" ist damit trotz negativer Dopingtests Bolts fraglich.

Unlängst gab der deutsche 100-m-Olympia-Sprinter Tobias Unger 2008 Folgendes zu Protokoll:

> „(...) Bolt läuft im Mai 9,80 Sekunden und Ende September auch. Er zeigt keine
> Schwächen nach langen Reisen, keine Müdigkeit durchs Training. Die springen auf
> ihrer Insel (Anm. des Autors: Jamaika) rum, wie sie wollen, denen passiert gar
> nichts. (...)" (Bild 2008)

Der deutsche 200-Meter-Rekordler fordert vor dem Hintergrund der Tatsache,
dass es weltweit einige Staaten gibt, die entweder keine Nationalen Anti-
Doping-Agenturen haben oder diese nur „unzureichend" Kontrollen durch-
führen: „Wer nicht mal ein Kontrollsystem hat, sollte nicht mehr bei Olympia starten dürfen." (Der Spiegel 2008) In Anbetracht der Leistung Bolts bei
den Olympischen Spielen 2008 merkte Unger auch Folgendes bezüglich eines
Qualifikationslaufes an:

> „(...) Er hat sich nicht mal warmgelaufen. Der kam in Badehose und Joggingschuhen,
> hat eine Steigerung und einen Start gemacht, seine Spikes angezogen und ist dann
> die 100 Meter in 9,92 Sekunden gejoggt. Für mich ist das eine Riesenverarschung. (...)"
> (Der Spiegel 2008)

Haarwachstum oder Anabolikaverschleierung

Romário, eigentlich Romário de Souza Faria, ein ehemaliger brasilianischer
Fußballspieler und einer der Weltbesten dazu (1994 Weltfußballer, 2004 in
die Liste der 125 besten lebenden Fußballspieler aufgenommen), wurde 2007
mit 41 Jahren positiv auf Finasterid getestet.

Dieser Fall zeigt deutlich, dass es teilweise schwierig sein kann, zwischen
bewusstem und unbewusstem Doping zu unterscheiden. Finasterid, welches
unter dem Verdacht stand den Anabolikamissbrauch zu verschleiern, galt
bis 2008 als Dopingmittel. Eigentlich zur Behandlung der Prostatavergrößerung entwickelt, bemerkte man bei der Behandlung schnell, dass es das
Haarwachstum von Männern verbessert. Heute wird es hauptsächlich außerhalb der eigentlichen medizinischen Verwendung (off-label use) als Haar-
wuchsmittel angewendet. Dieser Gebrauch wurde besagtem Romário zum
Verhängnis. Jedoch wurde nach eingehender Prüfung des Dopingfalls die
Sperre letztlich im Februar 2008 aufgehoben, da sich der Gebrauch bzw. Missbrauch zu Dopingzwecken nicht bewiesen hatte.

Der Hessische Dopingskandal

Wie im Januar 2011 bekannt wurde, gelang der Zollfahndung Frankfurt und
Kaiserlautern im Herbst 2010 der bisher größte Erfolg gegen die deutsche Do-

pingszene. Bei einer Razzia im hessischen Ort Nidda-Wallernhausen wurden nach ersten Schätzungen Dopingmittel (vor allem Anabolika) im Wert von rund zehn Millionen Euro sichergestellt. Fundort ist das Lager der Untergrundfirma International Pharmaceuticals (IP), die nach Erkenntnissen der Fahnder jahrelang international Handel mit leistungssteigernden Präparaten betrieben haben soll.

Interessant ist dieser Fall vor allem in Hinsicht auf die Wege des Erwerbs von Dopingmitteln und Substanzen im Ausland sowie deren Vertrieb. So soll nach ersten Angaben der Ermittlungen die Firma IP die Rohstoffe/Wirkstoffe der Dopingmittel in Indien produzieren haben lassen. Von dort wurden sie per Luftfracht nach Dänemark und England versendet, weiterverarbeitet und verpackt. Schließlich gelangten sie als Paketdienst nach Nidda-Wallernhausen. Verkauft worden sein sollen die Dopingmittel dann in Schnellrestaurants, in Hotels in Frankfurt am Main und Umgebung sowie über das Internet.

Biogenesis Skandal

Der Biogenesis Baseball Skandal begann 2013 als zahlreiche Spieler der Major League Baseball (MLB) beschuldigt wurden, Doping zu betreiben. Ins Rollen gebracht hatten den Fall einige ehemalige und um ihr Gehalt gebrachte Mitarbeiter der auf Gewichtsverlust und Hormon-Ersatztherapie spezialisierten Verjüngungsklinik „Biogenesis of America". Es wurde bekannt, dass im großen Maßstab Anabolika und Wachstumshormone über diese Klinik bezogen wurden. Weiterhin wurde bekannt, dass der ärztliche Leiter „Dr. Bosch" ohne entsprechende Lizenz der Gesundheitsbehörde praktiziert hatte.

Der Fall ist in mehrfacher Hinsicht besonders interessant. Einerseits wurde unter dem Deckmantel einer Anti-Aging-Klinik ein Dopingprogramm betrieben. Andererseits befanden sich mit Nelson Cruz, Everth Cabrera und Jhonny Peralta Spieler der All-Star Mannschaft 2013 unter den Kunden. Letztlich erhielt der Fall aber besondere Brisanz durch die Tatsache, dass der absolute Superstar des Baseball, Alex Rodriguez oder kurz A-Rod, der bestbezahlte Baseballer der Welt, sich unter den Kunden befand. Die MLB hat bislang mit umfangreichen Spielsperren reagiert.

3.1.2 Hormon-Antagonisten und -Modulatoren oder weitere anabole Wirkstoffe

Definition/Einführung

Hormon-Antagonisten und -Modulatoren sind eine inhomogene Gruppe von Substanzen mit verschiedenen Wirkprinzipien und -orten, die anabole Wirkungen besitzen, jedoch aufgrund ihrer chemischen Struktur nicht zu den Anabolika (Steroidhormonen) gezählt werden. Von der WADA sind allgemein *fünf* Klassen verboten. Dazu gehören die *Aromatasehemmer, die Selektiven Östrogen-Rezeptor-Modulatoren (SERM)* sowie die *„Myostatinmodulatoren"*. Die vierte gesondert definierte Klasse der *„anderen antiöstrogenen Wirkstoffe"* kann gleichfalls der Klasse der „SERM" zugeordnet werden. Die von der WADA in die Klasse der *„weiteren anabolen Wirkstoffe"* eingeordneten SARM *(Selektive Androgen-Rezeptor-Modulatoren)* werden hier zusätzlich genannt. Zeranol, ein von Pflanzen synthetisierter Wirkstoff *(„Xenobiotikum")*, der anabole Wirkungen besitzt, wird von der WADA gleichfalls den *„weiteren anabolen Wirkstoffen"* zugeschrieben. Er soll hier ebenfalls dargestellt werden. Myostatinmodulatoren sind eine neue, gesonderte Klasse von Substanzen, die den Eiweißstoffwechsel anabol beeinflussen können. Sie werden hier zusätzlich durch den funktionellen Zusammenhang beschrieben. Die Klasse *„Metabolische Modulatoren"*, zu denen u.a. PPARδ gezählt wird, soll hier nicht aufgeführt werden. Diese wird gesondert in Kapitel 3.1.7 zum Thema Gendoping erläutert.

Die Gemeinsamkeiten dieser Wirkstoffklassen bestehen vornehmlich in ihrer Wirkung bzw. dem Ziel ihres Missbrauchs, welches in einer Verstärkung der muskel-aufbauenden Prozesse besteht. Im Gegensatz zu den Anabolika, die den Eiweißstoffwechsel „direkt" beeinflussen, haben die Wirkstoffe der „Hormon-Antagonisten und -Modulatoren oder weitere anabole Wirkstoffe" jedoch hauptsächlich modulierenden Einfluss auf den anabolen Stoffwechsel. Man könnte sie deshalb auch als „indirekte" Anabolika bezeichnen.

Beispielsubstanzen

- **Aromatasehemmer:** Anastrozol, Letrozol, Aminogluthetimid, Exemestan, Formestan, Testolacton
- **Selektive Östrogen-Rezeptor-Modulatoren (SERM):** Raloxifen, Tamoxifen, Toremifen, Clomiphen, Fulvestrant

- **Selektive Androgen-Rezeptor-Modulatoren (SARM):** Es sind noch keine Präparate zugelassen, aber einige befinden sich in der klinischen Testung: Andarine, Ostarine oder S-23
- **Myostatinmodulatoren:** Stamulumab („MYO-029")
- **Xenobiotika:** Zeranol

Wirkung/Nebenwirkungen

Über Nebenwirkungen beim Missbrauch von „Hormon-Antagonisten und -Modulatoren" ist im Vergleich zu denen der Anabolika wissenschaftlich relativ wenig bekannt, da diese Wirkstoffgruppen erst seit wenigen Jahren auf dem Markt sind bzw. in klinischen Studien erprobt werden. Aufgrund der Tatsache, dass diese (SERM, SARM und Aromatasehemmer) im Organismus ähnliche und zum Teil gleiche Wirkprinzipien und -orte wie Anabolika haben, muss man jedoch davon ausgehen, dass die Nebenwirkungen dieser Wirkstoffgruppen noch viel weitreichender sind als die der Anabolika. Letztlich ersetzen bzw. imitieren Anabolika „nur" die körpereigenen, anabol wirkenden Stoffe und führen über Feedback-Mechanismen zu einer weitgehenden Einstellung der körpereigenen Produktion. Dies führt zum Beispiel zur Hodenatrophie (Schrumpfhoden bei Anabolika konsumierenden Bodybuildern). SERM, SARM und Aromatasehemmer modulieren hingegen die hormonellen Regelkreisläufe im Körper, indem sie die körpereigene Produktion von Androgenen fördern. Dies kann, zusätzlich zu den Nebenwirkungen der Anabolika, zu Hypertrophie (Vergrößerung von Zellen), Hyperplasie (Anzahlvermehrung von Zellen) und maligner Entartung der Zellen (Krebs) führen, die durch diese Substanzen beeinflusst werden. Davon sind besonders die Hirnanhangsdrüse (Tumoren an der Hirnanhangsdrüse) und die Hoden (Hodenkrebs) bzw. Eierstöcke (Eierstockkrebs) betroffen.

Aromatasehemmer

Aromatasehemmer inhibieren die Wirkung der Aromatase (CYP19A1), einem Enzym, dass vor allem im weiblichen Organismus vorkommt und dort eine wichtige Funktion einnimmt, indem es männliche Sexualhormone, die auch in geringen Mengen im weiblichen Organismus gebildet werden, in weibliche umwandelt. Die Aromatase wandelt dabei die Androgene (männlichen Sexualhormone) über die Anlagerung von Hydroxylgruppen (eine Sauerstoff-Wasserstoff-Verbindung oder OH-Gruppe) in Estrogene (weibliche Geschlechtshormone) um. Dieser Vorgang heißt „Aromatisierung". So werden unter normalen Bedingungen sowohl beim Mann als auch bei der Frau beispielsweise Testosteron zu Estradiol und Androstendion zu Estron umgewandelt. Zu Missbrauchszwecken lässt sich durch Aromatasehemmer sowohl die Menge von körpereigenen Anabolika (Testosteron, Androstendion) erhöhen als auch die Wirkungsdauer dieser verlängern.

Selektive Östrogen-Rezeptor-Modulatoren (SERM) und
Selektive Androgen-Rezeptor-Modulatoren (SARM)

Es ist bekannt, dass im Körper verschiedene Typen von Estrogenrezeptoren auf verschiedenen Organen existieren. Man unterscheidet allgemein zwischen Alpha- (ERα) und Beta-Rezeptoren (ERβ). Die Alpharezeptoren finden sich auf Zellen des Brust-, Gebärmutter-, Hypophysen- und Hypothalamusgewebes (Teile des Gehirns). Die Betarezeptoren sind dagegen auf Knochen, auf Gefäßen, auf Nervenzellen im Hippocampus (Teil des Gehirns) und im Zentralnervensystem zu finden. Selektive Estrogenrezeptormodulatoren (SERM) hemmen beispielsweise „selektiv" die Alpharezeptoren und stimulieren gleichzeitig die Betarezeptoren, sodass zum Beispiel das Wachstum von Gebärmutter- oder Brustkrebs gehemmt wird, ohne dabei die schützende Wirkung der Estrogene auf die Knochen (Vermeidung von Osteoporose) aufzuheben. SERM binden mitunter an den Estrogenrezeptor, ohne eine Wirkung in der Zelle hervorzurufen (keine intrinsische Aktivität). Sie können daher eine Mangelsituation von Estrogenen in der Zelle simulieren, die über Feedback-Mechanismen zu einer vermehrten Ausschüttung von Hypophysenhormonen (Hormone aus der Hirnanhangsdrüse) führt. Diese fördern die Freisetzung und Bildung von Estrogenen, die aus Androgenen (wie Testosteron) über die Aromatase gebildet werden. Die freigesetzten Hypophysenhormone führen primär jedoch zu einer Erhöhung der Androgene, deren anabole und androgene Wirkungen weitreichend bekannt sind. Die Wirkung kann dabei verstärkt werden, wenn zu Missbrauchszwecken zusätzlich das Enzym Aromatase mit den bereits genannten Aromatasehemmern in seiner Aktivität eingeschränkt wird.

Die Wirkungen der SARM sind denen der SERM ähnlich. Über eine selektive Hemmung oder Aktivierung von Androgen-Rezeptoren kann die körpereigene Produktion von Androgenen (z.B. Testosteron) angeregt werden. Zusätzlich können die Wirkungen der Androgene auf bestimmte Gewebe selektiert werden, sodass die angestrebten Wirkungen (Muskelaufbau, beschleunigte

Regeneration) gefördert werden, während die Nebenwirkungen (androgene Wirkungen wie Bartwuchs) weitgehend unterdrückt werden. Die SARM beeinflussen des Weiteren die Wirkungsstärke und -dauer von körpereigenen und körperfremden Anabolika.

Myostatinmodulatoren

Myostatin ist ein Protein, das im menschlichen Organismus das Muskelwachstum reguliert bzw. hemmt. Die Inaktivierung der natürlichen Proteinfunktion von Myostatin führt zu überschießendem Muskelwachstum.

Xenobiotika

Xenobiotika sind eine inhomogene Gruppe von Substanzen und Wirkstoffen und bedeutet übersetzt lediglich „körperfremd". Das in Pflanzen (körperfremd) gebildete Zeranol besitzt sowohl androgene als auch estrogene Wirkungen und ist deshalb seit 1985 verboten. Es wurde in der Tiermast zum „Fleischaufbau" eingesetzt. Ein Missbrauch zu Dopingzwecken ist bislang nicht bekannt geworden. Wenn man bedenkt, dass Clenbuterol (eigentlich ein Kälbermastmittel) zu Dopingzwecken missbraucht wurde und wird, liegt auch bei diesem Präparat der Verdacht des Missbrauchs nahe.

Medizinische Verwendung

Bei Frauen können Östrogene die Entstehung von hormonempfindlichen Zellentartungen (z.B. Brustkrebs) beeinflussen. Aromatasehemmer unterbinden die Umwandlung in Östrogene und werden zur Behandlung und Prävention von hormonempfindlichen Krebsarten eingesetzt. Da Aromatasehemmer jedoch nicht die Östrogenproduktion in den Eierstöcken unterbinden, sind diese als Medikament nur für Frauen nach der Menopause (Wechseljahren), nach operativer Entfernung der Eierstöcke oder medikamentöser Blockade dieser geeignet.

SERM hemmen „selektiv" die Alpharezeptoren und stimulieren gleichzeitig die Betarezeptoren, sodass zum Beispiel das Wachstum von Gebärmutter- oder Brustkrebs gehemmt wird, ohne dabei die schützende Wirkung der Estrogene auf die Knochen (Vermeidung von Osteoporose) aufzuheben. Des Weiteren dienen sie zur Behandlung von Endometriose (chronische Wucherung von Gebärmuttergewebe) und der weiblichen Unfruchtbarkeit. So können sie bei Frauen mit Kinderwunsch den Eisprung (die Ovulation) auslösen bzw. fördern. Dies betrifft vor allem Frauen, die unter bekannten hormonell-bedingten Funktionsstörungen des Zyklus leiden sowie Frauen, die nach dem Absetzen der „Pille" nicht schwanger werden.

Die selektiven Androgen-Rezeptor-Modulatoren (SARM) sind noch in der klinischen Testung und daher als Medikament noch nicht zugelassen. Der Einsatzbereich wird Krankheitsbilder beinhalten, die durch Androgene (Mangel oder Überschuss) zumindest zum Teil verursacht oder bedingt sind wie zum Beispiel die gutartige Prostatavergrößerung, die androgenetische Alopezie (Hormon-bedingter Haarausfall bei Mann und Frau) oder Osteoporose.

Die Verwendung von Myostatinhemmern oder -modulatoren beim Menschen ist noch Gegenstand der Forschung und deren Einsatz noch nicht absehbar. In der Tiermast wurden bereits Antikörper, welche die hemmende Funktion des Myostatins auf das Muskelwachstum aufheben, erfolgreich eingesetzt und konnten dort das Muskelwachstum und den Fleischzuwachs enorm steigern. Bei degenerativen Erkrankungen der Skelettmuskulatur erhofft man sich künftig über diesen Weg therapeutische Anwendung in der Medizin.

Applikationsform (Art der Anwendung)

Die Applikation der gesamten Wirkstoffkategorie kann intramuskulär (i.m.), unter die Haut (subkutan, s.c.) oder auch teilweise oral erfolgen.

Geschichtliches

Die Gruppe der „Hormon-Antagonisten und -Modulatoren oder weitere anabole Wirkstoffe" ist relativ jung und eng verbunden mit den enormen pharmakologischen Fortschritten in den letzten 20 Jahren. Die Geschichte des Missbrauchs bzw. die von bekannten Missbrauchsfällen ist somit verhältnismäßig kurz. Wichtig ist, dass die WADA die potenziellen Möglichkeiten des Missbrauchs frühzeitig erkannt hat und sich die Dopingkontrolllabore um die Entwicklung neuer Nachweisverfahren bemühen, damit nicht noch einmal eine Grauzone zwischen Verbot, aber gleichzeitig nicht vorhandenem Nachweisverfahren wie beim EPO entstehen kann.

Dopingfälle, Besonderheiten und Kuriositäten

Die Kombination

Aromatasehemmer und SERM sind bei Sportlern nach dem Absetzen von Steroiden „sehr beliebt". Sie wirken der Bildung von Estrogenen (weiblichen Geschlechtshormonen) entgegen und fördern die körpereigene Androgenproduktion (männliche Geschlechtshormone), die in den Hoden des Mannes und der Nebennierenrinde von Frau und Mann stattfindet. Durch Anabolika kann es während des Missbrauchs oder nach dem Beenden dieses zu einem reaktiven Überschuss an weiblichen Sexualhormonen (Estrogenen) kommen, der zu unerwünschten Effekten wie Brustwachstum und dem zeitnahen Verlust der aufgebauten Muskelmasse führen kann.

Die extremste Variante des Missbrauchs von anabolen Stoffen beinhaltet die Kombination aus der Verwendung von Anabolika mit Aromatasehemmern und SERM/SARM, um den Muskelaufbau zu maximieren und gleichzeitig die estrogenen, verweiblichenden Nebenwirkungen zu unterdrücken. Zusätzlich werden dann EPO oder Analoga genommen, um die Muskelmasse zusätzlich mit Sauerstoff versorgen zu können.

Der Myostatin-Junge

2004 wurde bei einem deutschen Jungen eine Mutation des Myostatin-Gens festgestellt, die zur Bildung eines eingeschränkt funktionsfähigen Myostatin-Proteins führte. Der Junge ist seit Geburt ungewöhnlich muskulös. Myostatin wird seitdem als Kandidat für Gendoping gesehen. Allerdings ist der gentherapeutische Ansatz, der auf einer Inaktivierung des Myostatins-Gens beruht, bisher im Tierversuch mit schweren Nebenwirkungen verbunden gewesen. Der konventionelle therapeutische Ansatz, über eine direkte Blockade der natürlichen Myostatinwirkung mittels eines Antikörpers, war im Tierversuch bereits erfolgreich. Mit MYO-029 wird derzeit ein Antikörper getestet, der das natürliche Myostatin hemmt. Der therapeutische Einsatz beim Menschen wird hier möglicherweise in 5–10 Jahren stattfinden. Vom Missbrauch zu Dopingzwecken muss jedoch schon aktuell ausgegangen werden.

3.1.3 Peptidhormone, Wachstumsfaktoren und verwandte Substanzen

Definition/Einführung

Die WADA definiert mit den „Peptidhormonen, Wachstumsfaktoren und verwandten Substanzen" eine inhomogene Gruppe von Dopingsubstanzen. Peptidhormone werden auch als Glykoproteinhormone bezeichnet. Im Organismus sind bis auf wenige Ausnahmen alle körpereigenen Eiweiße „glykosiliert" (mit Zuckermolekülen verbunden), was mit dem Begriff „Glykoprotein" ausgesagt wird. Im Folgenden sollen die einzelnen Gruppen gegeneinander differenziert werden, um den funktionellen Aufgaben der Substanzen im Organismus gerecht zu werden. Erythropoietin und seine Analoga werden von der WADA ebenfalls zur Gruppe der „Peptidhormone" gezählt. Aufgrund des funktionellen Zusammenhangs werden diese jedoch in der Thematik „Blutdoping" (s. Kap. 3.1.6 Blutdoping [Epo und andere]) erläutert.

Beispielsubstanzen

- Wachstumshormone
    - Somatotropin synonym auch Somatotropes Hormon (STH), Human Growth Hormone (HGH), Growth Hormone (GH) oder Wachstumshormon (WH)
    - Somatomedine: z.B. Somatomedin C, synonym auch IGF-1 (Insulin-ähnlicher Wachstumsfaktor); mechanisch-induzierte Wachstumsfaktoren (MGF, Mechanical Growth Factor)
- nur bei Männern verboten: Gonadotropine (zum Beispiel LH, hCG)
- Insuline (unter Nachweis eines Insulin-pflichtigen Diabetes ist die Medikation erlaubt)
- Kortikotropine (ACTH, CRH): Stoffe, welche die körpereigene ACTH-Bildung imitieren (z.B. Synacthen aus der Gruppe der Tetracosactide)

Wirkung/Nebenwirkungen

Wachstumshormone

Somatropine (frei übersetzt: den Körper ernährend) werden durch bestimmte Freisetzungsfaktoren (GHRH, Growth-Hormone-Releasing-Hormon) aus der Hirnanhangsdrüse (Hypophyse) freigesetzt. Sie wirken förderlich auf den Eiweißstoffwechsel und führen hierbei zu einem vermehrten Aufbau von

Knochen- und Muskelmasse. Unter natürlichen Bedingungen regulieren sie das Wachstum und die Entwicklung des Menschen vom Kind zum Erwachsenen. Im erwachsenen Alter übernehmen sie wichtige Funktionen bei der Regeneration und Steuerung von Stoffwechselleistungen des Organismus. Die Wirkung der Somatotropine entfaltet sich jedoch nicht direkt, sondern sie führen als Mediator zu einer vermehrten Freisetzung von Somatomedinen (frei übersetzt: Substanzen die das Wachstum/den Aufbau vermitteln). IGF1 (Somatomedin C), das wichtigste Somatomedin im Körper, vermittelt beispielsweise aufbauende (anabole) Prozesse. Es fördert dabei ähnlich dem Insulin die Umwandlung von Zucker in Fett und den Aufbau von Muskelmasse. MGFs (zu Deutsch: durch mechanische Belastung freigesetzte Wachstumsfaktoren) sind eine wissenschaftlich sehr junge Gruppe der Somatomedine, die vor allem die Regeneration und den Aufbau von Skelettmuskulatur, die mechanisch belastet wird, regulieren. Sie nehmen somit eine entscheidende Funktion im Stoffwechsel der Muskulatur ein.

Weiterhin kann der Begriff „Wachstumshormon" allgemein auf den gesamten Organismus übertragen werden, da „Wachstumshormone" überall im Organismus Wachstumsprozesse fördern. So fördern diese vor dem Schluss der Wachstumsfugen das Längenwachstum. Nach dem Schluss der Wachstumsfugen können diese bei Erwachsenen, durch die krankhafte Freisetzung (i.e. Hypophysentumore) oder durch den Missbrauch, Hände und Füße wachsen lassen sowie die Gesichtszüge vergröbern. Daneben stehen Wachstumshormone im Verdacht, das Wachstum von Krebszellen zu induzieren und zu fördern.

Zusammenfassend kann man sagen, dass Wachstumshormone vor allem zu regenerativen und muskel-aufbauenden (anabolen) Zwecken missbraucht werden und somit der Missbrauch im Training im Vordergrund steht. Über die Folgen des Missbrauchs ist bislang wenig bekannt. Man kann jedoch davon ausgehen, dass es zu irreparablen Schäden an allen Organen, vor allem am Herzen, der Leber und den Nieren kommt. Weiterhin werden ubiquitär Wachstumsprozesse gefördert, die zum Teil noch nicht bekannt sind. Die Folgen des Missbrauchs sind somit noch nicht abzusehen.

Nur bei Männern verboten: Gonadotropine (zum Beispiel LH, hCG)

Gonadotropine sind Sexualhormone, welche die Keimdrüsen (Hoden, Eierstöcke) stimulieren und die Funktion von Geweben und Organen gewährleisten, die für den Reproduktionsprozess bei Frauen und Männern Bedeutung haben (z.B. Erhalt der Schwangerschaft oder Milchproduktion bei der Frau und Spermienbildung und -reifung beim Mann). Man unterscheidet das follikelstimulierende Hormon (FSH), das luteinisierende Hormon (LH), das humane Choriongonadotropin (hCG), Prolaktin und das humane Menopausengonadotropin (hMG). Diese werden von der Hirnanhangsdrüse ins Blut abgegeben. Die Sekretion wird dabei durch Gonadoliberin (GnRH), einem Hormon des Hypothalamus (Teil des Gehirns), reguliert.

FSH und LH dienen sowohl beim Mann als auch bei der Frau der Keimzellreifung (Eizellen der Frau, Spermien des Mannes). Vor allem das LH fördert beim Mann die körpereigene (endogene) Produktion von männlichen Sexualhormonen wie dem Testosteron und ist deshalb auch „nur bei Männern" verboten.

Das humane Choriongonadotropin (hCG) wird unter natürlichen Bedingungen nur von der Frau während der Schwangerschaft in der Plazenta synthetisiert und dient der Erhaltung der Schwangerschaft. Die Eigenschaft von hCG, die körpereigene Testosteronproduktion anzuregen, kann zu Dopingzwecken ausgenutzt werden, weshalb der Missbrauch beim Mann verboten ist. Bei der Frau bleibt ein potenzieller Missbrauch somit hingegen weitgehend unbetrachtet.

Prolaktin besitzt nur bei der Frau eine Funktion. Es reguliert unter anderem das Wachstum der Brustdrüse im Verlauf der Schwangerschaft und fördert die Milchsekretion während der Stillzeit. Für Dopingzwecke hat es eine als geringfügig einzuschätzende Bedeutung und ist deshalb auch nicht Bestandteil der Dopingliste der WADA.

Das hMG (humanes Menopausen-Gonadotropin) besitzt eine Sonderstellung zwischen LH und FSH. Das Missbrauchspotenzial ist zweifelhaft. Es liegt jedoch nahe, dass es ähnlich wie LH die Androgenbildung fördert.

Insuline

Insulin ist ein lebenswichtiges Hormon, das in den β-Zellen der Bauchspeicheldrüse gebildet wird. Die β-Zellen befinden sich in den Langerhansschen Inseln, von denen sich der Name Insulin ableitet (lat. insula). Insulin regelt den Blutzuckerspiegel, wobei Insulin das einzige Hormon ist, das den Blutzuckerspiegel senken kann. Sein Gegenspieler Glucagon und die anderen

Hormone, die Einfluss auf den Blutzuckerspiegel haben (Adrenalin, Kortison und Schilddrüsenhormone), erhöhen allesamt den Blutzuckerspiegel.

Nach der Nahrungsaufnahme steigt der Blutzuckerspiegel, vor allem nach der Aufnahme kohlenhydratreicher Kost (Zucker, Nudeln, Brot). Als Reaktion wird daraufhin von den β-Zellen Insulin ins Blut ausgeschüttet. Die Hormone Gastrin, Sekretin, GIP und GLP-1 fördern wiederum die Insulinausschüttung. Insulin wiederum fördert in der Folge direkt und über die Freisetzung von anderen Hormonen indirekt alle Reaktionen, die zur Senkung bzw. Normalisierung des Blutzuckerspiegels führen. Die dabei ablaufenden Prozesse sind sehr komplex und teilweise auch noch nicht wissenschaftlich verstanden und belegt. Bekannt ist, dass Insulin den Zucker in die Zelle bringt und dort alle Reaktionen fördert, die zur Speicherung der Energie des Zuckers in Form von Glykogen und Fett beiträgt. Glykogen, welches in größeren Mengen in Muskeln und Leber gespeichert wird, ist dabei eine Form des mittelfristigen Energiespeichers. Nach einer üppigen Mahlzeit vergeht eine gewisse Zeit, in der wir normalerweise keinen oder nur geringen Appetit haben (3–5 Stunden). In dieser Zeit wird das Glykogen schrittweise verbraucht, um den Blutzuckerspiegel konstant zu halten. Sind die Speicher aufgebraucht, sinkt der Blutzuckerspiegel und wir bekommen Hunger. Nach einer gewissen Zeit ohne erneute Nahrungsaufnahme verringert sich das Hungergefühl vorübergehend. Zu diesem Zeitpunkt werden die gespeicherten Fette zunehmend als Energie genutzt. Der Mensch ist jedoch auf Zucker als Energielieferant angewiesen. Vor allem das Gehirn ist in seiner Aktivität stark abhängig von der Blutzuckerkonzentration, da es Fette und Eiweiße nur nach einer Latenzzeit nutzen kann.

Weiterhin fördert Insulin die Aufnahme von Aminosäuren, sodass diese zum Aufbau von körpereigenen Proteinen (z. B. Muskelaufbau) genutzt werden können. Wird vom Körper zu wenig Insulin produziert, sodass dieser nicht mehr adäquat auf einen Anstieg des Blutzuckers reagieren kann, spricht man von Diabetes mellitus (Zuckerkrankheit). Eine weitere zentrale Funktion des Insulins besteht in der Regulation des Zellwachstums durch die Aktivierung von Genen, die für die Kontrolle und den Ablauf des Zellzyklus von großer Bedeutung sind.

Zusammenfassend kann man sagen, dass Insulin anabole Prozesse fördert. Es füllt die Energiespeicher wieder auf und fördert die Regeneration des Organismus, weshalb sich vor allem in Phasen von hohen körperlichen Belastungen (intensives Ausdauertraining, Wettkämpfe) sein Missbrauchspotenzial ergibt. Insulin wirkt dabei ähnlich wie Anabolika. Im Gegensatz zu den Anabolika sind die regenerationsfördernden Prozesse von Insulin jedoch viel weitreichender. Vor allem Ausdauersportler können von großen Glykogenspeichern und der Unterstützung des Muskelaufbaus profitieren. Fraglich bleibt, inwiefern die Verabreichung von Insulin bei gesunden Sportlern, die keinen insulinpflichtigen Diabetes haben, zur Entstehung dieses beitragen kann. Bekannt ist, dass die natürliche Freisetzung von Insulin durch die künstliche Gabe maßgeblich beeinflusst und eingeschränkt wird.

Kortikotropine (ACTH,CRH)

Die Substanzgruppe der Kortikotropine reguliert die körpereigene Freisetzung und Bildung von „Kortikosteroiden". „Kortikosteroide" werden in Kapitel 3.2.4 erläutert und sollen hier deshalb nur im Zusammenhang mit den „Wachstumshormonen" genannt werden. In besonderem Maße wird durch die Kortikotropine dabei die Kortisol-Produktion und -Freisetzung angeregt. Die Kortikotropine werden deshalb im Sport mit dem Ziel der erhöhten Glukokortikoide- (Kortisol) und auch Androgen-Freisetzung (Testosteron) missbraucht. Frei übersetzt heißt Kortikotropin „die Rinde ernährend" und bezieht sich auf die Nebennierenrinde, die der Wirkort der Kortikotropine ist. Zu den Kortikotropinen werden zwei Vertreter gezählt. Dies sind das CRH (Corticotropin-releasing Hormone), welches im Hypothalamus (Teil des Gehirns) gebildet wird, und ACTH (Adrenocorticotropes Hormon), aus der Hypophyse (auch Hirnanhangsdrüse). Die Kortikotropine haben selbst keine Wirkung. Die von ihnen freigesetzten Kortikosteroide besitzen jedoch vielfältige Wirkungen. Allgemein kann man sagen, dass bereits geringste Mengen CRH und ACTH eine Freisetzung von großen Mengen an Kortikosteroiden bewirken und dementsprechend die Wirkungen und Nebenwirkungen bereits bei geringsten Mengen sehr stark sein können. Das Präparat „Synacthen", welches die Funktion von ACTH imitiert, erhöht gleichfalls wie ACTH die Freisetzung von Kortikosteroiden. Der „Vorteil" des Missbrauchs von ACTH und CRH war, dass diese Stoffe lange Zeit nicht nachweisbar waren und man so auf indirektem Wege die „natürliche" Bildung von körpereigenem Kortisol und Testosteron „unnatürlich" steigern konnte.

Medizinische Verwendung

Wachstumshormone

Wachstumshormone werden bei seltenen Erkrankungen eingesetzt, die mit Minderwuchs in Verbindung stehen (Ullrich-Turner-Syndrom, Prader-Willi-Syndrom). Seit 1963 wird Somatotropin zur Behandlung der Kleinwüchsigkeit eingesetzt. Bis 1985 wurden diese Wachstumshormone aus den Hirnanhangsdrüsen (Hypophysen) von Toten gewonnen. Daraus ergab sich jedoch auch ein Risiko der Infektion mit verschiedenen Krankheiten. Bekannt ist die Übertragung von Prionen. Das sind infektiöse Eiweiße, die sich wie ein Virus verhalten und als Auslöser von BSE beim Tier und dem Creutzfeldt-Jakob-Syndrom beim Menschen in Verdacht stehen. Seit 1985 wird deshalb gentechnisch hergestelltes Somatotropin verwendet.

Bei krankhaften Zuständen (z.B. Tumor der Hirnanhangsdrüse), die mit einer Überproduktion von Wachstumshormonen einhergehen, kommt es zu Riesenwuchs (Gigantismus) und nach Abschluss des Größenwachstums zur Akromegalie. Einer Erkrankung, bei der Hände, Füße und Gesicht wieder zu wachsen beginnen. Das fällt häufig leider erst auf, wenn bereits starke Veränderungen aufgetreten sind. So suchen die meisten Erkrankten erst den Arztkontakt, wenn ihnen permanent die Schuhe zu klein werden oder ihre Gesichtszüge sich so stark verändert haben, dass sie denen eines „Neandertalers" (ausgeprägte Stirnwülste, markante Kiefer- und Wangenknochen) gleichen.

Gonadotropine

Die Hormone FSH und LH regulieren die Keimzellreifung und werden bei der künstlichen Eizellbefruchtung (In-vitro-Fertilisation) eingesetzt, um die Reifung von entnommenen und künstlich befruchteten Eizellen zu beschleunigen. Zudem können sie die Fruchtbarkeit bei Frauen erhöhen.

Die Eigenschaft von hCG, die körpereigene Testosteronproduktion anzuregen, kann ausgenutzt werden, um beim Mann einer Hodenatrophie entgegenzuwirken oder diese zu behandeln. Weiterhin werden sie bei der Behandlung nicht herabgestiegener Hoden (Kryptorchismus oder Leistenhoden) bei Jungen verwendet, um eine mögliche Unfruchtbarkeit zu verhindern.

Insulin

Insulin wird bekanntermaßen zur Behandlung von Diabetes mellitus (Zuckerkrankheit) eingesetzt. Bei der Verabreichung sollte stets beachtet werden, dass Insulin den Kaliumspiegel senkt, was zu lebensgefährlichen Herzrhythmusstörungen führen kann. Weiterhin kann die „schlechte" Einstellung eines Diabetes zur sogenannten „Insulinmast" führen. Durch die Verabreichung von zu großen Mengen Insulin wird der Blutzuckerspiegel zu stark gesenkt, es kommt zur Unterzuckerung, in deren Folge der Diabetiker Hunger verspürt und isst. Danach muss er wieder Insulin spritzen, um den Blutzucker zu senken und der Kreislauf beginnt wieder von vorne, mit dem Ergebnis, dass man hierbei stark an Gewicht zunimmt und förmlich „gemästet" wird.

Kortikotropine

ACTH wird in der Therapie von epileptischen Anfällen eingesetzt, um die Anfallshäufigkeit zu senken. Bei Hypophysentumoren, die entfernt werden müssen, ergibt sich ein weiterer Anwendungsbereich, da dann mit der Hypophyse der Ort der Bildung wegfällt. Da die Menge der freigesetzten Kortikosteroide jedoch nur schwer über ACTH zu regulieren ist, ist man im klinischen Alltag dazu übergegangen, kontrolliert die einzelnen Vertreter der Mineralokortikoide (Aldosteron) und Glukokortikoide (Kortisol) zu verabreichen. Androgene müssen im Rahmen einer Hypophysenentfernung in der Regel nicht künstlich verabreicht werden, da sie in ausreichenden Mengen auch unabhängig von ACTH und CRH in anderen Organen (beim Mann in den Hoden, bei der Frau in geringen Mengen auch in den Eierstöcken) gebildet werden. Die Tetracosactide (Synacthen) werden medizinisch zur Funktionstestung der Nebennieren und der Hypophyse genutzt, um krankhafte Veränderungen an diesen Organen zu diagnostizieren.

Applikationsform (Art der Anwendung)

In der Insulintherapie werden verschiedene Insulinpräparate verwendet. Die wichtigste und am längsten verwendete Verabreichungsart ist die Injektion unter die Haut (sub cutan, s.c.). Neuere Präparate können inhaliert werden. Die orale Gabe von Insulin ist unwirksam, da die Eiweißstrukturen des Insulins im Magen durch Enzyme und die Magensäure zerstört werden, bevor sie ihre Wirkung im Körper entfalten können. Es gibt aber Entwicklungen, Insulin „unverdaut" in den Blutkreislauf einzuschleusen, damit man zukünftig die tägliche Prozedur des „Insulin-spritzens" meiden kann. In zahlreichen Fällen kommt es bei Diabetikern durch das Spritzen zu schmerzhaften und gesundheitsgefährdenden Spritzenabszessen (d.h. Höhlenbildung unter der Haut an der Einstichstelle mit Entzündung und Eiterbildung).

Somatotropine, Kortikotropine und Gonadotropine werden allesamt als Injektion intramuskulär (i.m.) verabreicht.

Geschichtliches

Zu Beginn der 1980er-Jahre hat die Entwicklung der Gentechnologie zu einem Quantensprung in den Behandlungsmöglichkeiten von Krankheiten geführt. Es wurde möglich, menschliche Gene zu klonen. Dadurch konnten Hormone (z.B. Insulin oder EPO) innerhalb kurzer Zeit günstig hergestellt werden. Diese technologischen Entwicklungen haben jedoch auch dem Doping im Sport eine neue Dimension gegeben. In den letzten Jahren wurden/werden Wachstumshormone massiv im Sport missbraucht, da keine adäquaten Nachweisverfahren vorlagen/vorliegen oder der Nachweis aufgrund der geringen Mengen sehr schwierig ist.

Dopingfälle, Besonderheiten und Kuriositäten

Nachweisverfahren

Für viele Präparate der inhomogenen Gruppe der Wachstumshormone gab es lange Zeit keine Nachweisverfahren. Die Schwierigkeit des Nachweises besteht auch heute noch darin, dass die verwendeten Stoffe meist in sehr geringen Mengen verabreicht werden (z.B. ACTH oder STH) und somit schwierig nachzuweisen sind. Weiterhin wird durch Wachstumshormone zum Teil die körpereigene Produktion von Hormonen (ACTH steigert die körpereigene Testosteron- und Kortisolproduktion) oder Zellen (EPO fördert die Bildung von Erythrozyten) angeregt, deren physiologische Schwankungen bereits unter normalen Bedingungen sehr groß sind, sodass auch der indirekte Nachweis schwierig ist. Tatsache ist, dass der Missbrauch von Wachstumshormonen zwischen 1985 und 2000 nahezu ohne Reglementierung stattgefunden hat, da er praktisch nicht direkt nachgewiesen werden konnte. Neben rekombinantem EPO (rhEPO), das seit 2000 nachweisbar ist, konnten

Nachweisverfahren für die meisten Wachstumshormone in den letzten Jahren erbracht werden und somit deren Missbrauch zumindest teilweise eingeschränkt werden. Somatotropine sind bspw. seit 2000 mit zwei verschiedenen Verfahren nachzuweisen, dennoch wurde erst bei den Olympischen Spielen 2004 in Athen erstmals das Testverfahren angewendet.

Zusammenfassend kann man jedoch sagen, dass die Gruppe der Wachstumshormone immer noch zu den am häufigsten missbräuchlich verwendeten Substanzen zählen. Die Ursache liegt einerseits darin begründet, dass sich durch einen Missbrauch enorme Leistungssteigerungen ergeben. Andererseits ermöglichen die relativ kurzen Nachweiszeiten und die zahlreichen verschiedenen Substanzen, die man nur mit unterschiedlichen, sehr aufwendigen Verfahren nachweisen kann, eine hohe Wahrscheinlichkeit nicht „positiv" getestet zu werden.

Grenzfall – Insulin

Gemäß den WADA-Bestimmungen, ist die künstliche (exogene) Zufuhr von Insulinen verboten und gilt als Doping. Es ist bekannt, dass Insulin seit langem zu Dopingzwecken eingesetzt wird, um die physische Regeneration zu beschleunigen. Vor allem im Radsport war und ist Insulin Teil des systematischen Dopings. Es wurde vor allem nach Mahlzeiten genommen, um die Energiespeicher (vor allem von Glykogen in der Leber) im Trainingsprozess und nach Wettkämpfen (Rundfahrten) schneller wieder auffüllen zu können. Es bleibt offen, inwiefern der Gebrauch/Missbrauch von Insulin bei insulinpflichtigen Diabetikern im Rahmen der Bestimmungen geregelt ist. Es stellt sich aber auch die Frage, inwiefern Diabetiker überhaupt in der Lage sind Hochleistungssport zu betreiben. In jedem Falle bekannt ist, dass Diabetiker bereits Ironman-Triathlons erfolgreich beendet haben und einer der bekanntesten Vertreter des Gewichtshebens, Matthias Steiner (Olympiasieger 2008 im Superschwergewicht), seit seinem 18. Lebensjahr einen insulinpflichtigen Diabetes hat. Die strittige Frage ist nun: Sind Diabetiker gedopt?

3.1.4 Beta-2-Agonisten (β_2-Sympathomimetika)
Definition/Einführung

β_2-Agonisten gehören in die Gruppe der Bronchospasmolytika (Asthmamittel). Ziel dieser ist es, den Tonus der Bronchialmuskulatur zu senken und somit die Atmung zu erleichtern. Sie werden deshalb typischerweise zur Behandlung des Asthma bronchiale eingesetzt. Generell sind alle Beta-2-Agonisten einschließlich ihrer D- und L-Isomere verboten. Zu therapeutischen Zwecken ist die Anwendung von Formoterol, Salbutamol, Salmeterol und Terbutalin, soweit sie durch Inhalation verabreicht werden, mit einer Ausnahmegenehmigung erlaubt. Ein Missbrauch wird weiterhin durch Grenzwerte eingeschränkt. So gilt eine Salbutamol-Konzentration von mehr als 1.000 Nanogramm/ml im Urin als ein „von der Norm abweichendes Analyseergebnis". Dieses wird einem positiven Dopingbefund gleichgesetzt, es sei denn, der Athlet kann nachweisen, dass der Wert das Ergebnis einer therapeutischen Anwendung ist.

Beispielsubstanzen

- β_2-Sympathomimetika: Salbutamol, Terbutalin, Formoterol, Feneterol (mit einer Ausnahmeregelung können diese Präparate jedoch konsumiert werden)
- β_2-Sympathomimetika mit zusätzlicher anaboler Wirkung: Clenbuterol

Wirkung/Nebenwirkungen

β_2-Agonisten wirken, wie der Name vermuten lässt, agonistisch auf β_2-Rezeptoren. Das heißt, sie binden selektiv an den β_2-Rezeptor und fördern bzw. steigern seinen Aktivierungsgrad. β_2-Rezeptoren befinden sich in hoher Dichte auf den Bronchien. Ihre Aufgabe dort ist es, über die Regulation des Tonus (Spannung) der Bronchialmuskulatur die Belüftung der Lunge zu regulieren. Eine Aktivierung des β_2-Rezeptors führt zur Erschlaffung der Bronchialmuskulatur, wodurch die Bronchien erweitert werden, sodass die Diffusionsfläche zum Gasaustausch vergrößert wird. Dadurch verbessert sich der Gasaustausch und die Atmung (Atemarbeit) wird erleichtert. In größeren Mengen wirken β_2-Agonisten jedoch auch auf die β_1-Rezeptoren, die in großer Zahl auf dem Herzen zu finden sind. Sie bewirken dort eine Steigerung der Herzfrequenz, der Herzkraft und der Erregbarkeit des Herzens. β_2-Agonisten besitzen somit in größeren Mengen verabreicht ähnliche Wirkungen wie einige Vertreter der Gruppe der „Stimulanzien" (s. Kap. 3.2.4).

Weiterhin besitzt der Wirkstoff Clenbuterol anabole Wirkungen, über dessen Mechanismus jedoch wenig bekannt ist. Es wird vermutet, dass Clenbuterol nicht primär das Muskelwachstum fördert, sondern abbauende, katabole Prozesse verlangsamt und darüber das Muskelwachstum indirekt zunimmt.

Ein Missbrauchspotenzial für β_2-Agonisten ist in sämtlichen Sportarten gegeben, in denen die Atmung einen entscheidenden Einfluss auf die Leistungsfähigkeit eines Athleten/einer Athletin hat. Besonders betroffen davon sind Sportarten, in denen submaximale bzw. maximale Herzkreislaufbelastungen im Wettkampf gefordert sind, wie sie bei den meisten Kurz- und Mittelstreckenwettbewerben im Laufen, Schwimmen und Radfahren auftreten.

Medizinische Verwendung

Der Anwendungsbereich zielt auf die Behandlung von Erkrankungen der Bronchialwege, bei denen der Gasaustausch durch eine Fehlregulation des Tonus (der Spannung) der Bronchialmuskulatur eingeschränkt wird. Dies ist vor allem beim allergischen Asthma der Fall. Hierbei ist es dem Erkrankten nicht oder nur unter extremer Anstrengung möglich, soviel Luft zu atmen, wie er benötigt.

Clenbuterol wird zeitweise zur Wehenhemmung (Tokolyse) und als Asthmamittel in der Medizin eingesetzt. Der Einsatz als Asthmamittel wurde jedoch durch die weitaus wirksameren Präparate wie Salbutamol oder Feneterol abgelöst.

Applikationsform (Art der Anwendung)

Beta-2-Agonisten werden meist als Inhalationspräparat verabreicht. Eine alternative Variante für den Notfall ergibt sich aus der intravenösen Gabe.

Geschichtliches

Zahlreiche Sportler leiden wie viele andere Menschen unter allergischem Asthma, welches mit Beta-2-Agonisten oder anderen Asthmamitteln behandelt werden kann. Typisch für Sportler ist das sogenannte „Belastungsasthma". Dieses ist eine Sonderform des Asthmas und entsteht unter sportlichen Maximalbelastungen, bei denen große Mengen Luft ventiliert bzw. geatmet werden. Bedingt durch den großen Luftfluss kommt es lokal zu einer starken Abkühlung der Bronchialwege, die bei einigen empfindlichen Menschen zu einer Kontraktion der Bronchialmuskulatur führen kann (Asthmaanfall). Im Sport sind jedoch nur die Beta-2-Agonisten (mit Ausnahmegenehmigung) zur Behandlung (mit gewissen Einschränkungen) erlaubt. Andere bronchodilatatorische Präparate sind grundsätzlich verboten und gelten als Doping wie Theophyllin, Muskarinrezeptorantagonisten (Ipratropiumbromid) oder Clenbuterol, da sie zusätzlich stimulierend (Theophyllin) oder anabol (Clenbuterol) wirken.

Trotz dieser Einschränkungen werden Asthmamittel im Sport massiv missbraucht. Ihr Missbrauch gilt als Einstiegs-Doping, da sie leicht verfügbar sind und als harmlos gelten. Aus Studien in Frankreich ist bekannt, dass bereits 10- bis 12-jährige Sportler Asthmamitteln nehmen, um ihre Leistung zu steigern. Bei den Olympischen Spielen 2000 war fast die gesamte britische Schwimmnationalmannschaft (98% der Mannschaft) als Asthmatiker eingetragen und durfte Salbutamol nehmen. Abgesehen von der Tatsache, dass Schwimmer häufiger als andere Sportler unter Belastungsasthma leiden, kann die kurzfristige Leistungssteigerung von etwa 2% gerade in Sportarten mit kurzzeitigen maximalen Wettkampfbelastungen (z.B. 200 m Kraulschwimmen), wo wenige hundertstel Sekunden über Sieg oder Platzierung den Ausschlag geben, entscheidend sein.

Neben der Behandlung von Asthma mit Beta-2-Agonisten gibt es weitere therapeutische Ansätze. So kommt es beim allergischen Asthma zu einer lokalen Entzündungsreaktion, die das Asthma dauerhaft in Stärke und Umfang der Einengung der Atemwege fördert. Glukokortikoide können deshalb hier eingesetzt werden, da sie die Entzündungsreaktion unterdrücken. Sie werden im Rahmen des Asthmas gleichfalls missbraucht, da sie ebenfalls über eine Ausnahmeregelung konsumiert werden dürfen. Dazu jedoch mehr in Kapitel „Kortikosteroide" (s. Kap. 3.2.4).

Zusammenfassend kann man sagen, dass die Behandlung von Asthma, bevor es diese Medikamente gab, nur sehr eingeschränkt möglich war. Sie bestand häufig darin, dass versucht wurde, die Auslöser eines Asthmaanfalls zu meiden. Effektiv behandelbar ist das Asthma erst mit der Einführung der Glukokortikoide seit den 1950er-Jahren geworden.

Dopingfälle, Besonderheiten und Kuriositäten

Clenbuterol – Dschamolidin Abduschaparov bei der Tour 1997

Die bekanntesten Dopingfälle, die das anabol wirkende Clenbuterol betreffen, sind die Doping-Affären um die deutsche Sprinterin Katrin Krabbe (s. Kap. 2.18), den usbekischen Radrennfahrer Dschamolidin Abduschaparov und den Tour de France-Sieger Alberto Contador.

Dschamolidin Abduschaparov war zu Beginn der 1990er-Jahre einer der besten Radsprinter. Er errang insgesamt neun Etappensiege bei der Tour de France und gewann gleichzeitig zwei Mal „das Grüne Trikot" des besten Sprinters. Bekannt wurde er vor allem durch seinen grenzwertigen, weit auspendelnden Sprintstil, der ihm den Namen „Der Terror von Taschkent" oder „The Taskent Terminator" einbrachte. Während der Tour 1997 wurde Abduschaparow des Clenbuterol-Missbrauchs überführt. Nachdem eine Sperre für ein Jahr ausgesprochen worden war, beendete Abduschaparov schließlich seine Karriere.

Dopingfall Alberto Contador und Dimitrij Ovtcharov

Ende September 2010 wurde bekannt, dass eine Dopingprobe des Tour de France-Siegers und im Fuentes-Skandal unter Dopingverdacht stehenden Alberto Contadors positiv für Clenbuterol war. Die Urinprobe, die zu dem positiven Resultat führte, wurde am 21. Juli, dem zweiten Ruhetag der Tour de France, entnommen. Dabei wurde Clenbuterol in einer Konzentration von 50 Pikogramm (0,000.000.000.05 Gramm pro Milliliter) nachgewiesen. Da der Fall erst 2 Monate nach Ende der Tour bekannt wurde, sah sich der oberste Radsportverband, die UCI, abermals den Vorwürfen der Verdeckung ausgesetzt, stellte jedoch klar, dass sie nichts verdecken wollte. Die UCI stellt fest, dass es sich im Fall von Contador nicht um einen „positiven Fall" handelt, sondern erst um ein von „der Norm abweichendes Ergebnis". Da der Fall so komplex ist, informierte die UCI nicht sofort, sondern diskutierte mit der WADA das Vorgehen. Die UCI erklärte, der Fall verlange weitere wissenschaftliche Untersuchungen, bevor Schlussfolgerungen gezogen werden könnten. Diese Untersuchungen würden Zeit brauchen.

Contador, der zum Zeitpunkt der Meldung seine Saison bereits abgeschlossen hatte, verwies auf die geringe Menge des festgestellten Stoffes (50 Pikogramm) und vermutete eine Nahrungsmittelverunreinigung als Ursache des positiven Befunds. Contador behauptete, dass dieses von „verseuchtem" Fleisch stamme. Entsprechend dem Reglement der UCI erfolgte eine vorläufige Suspendierung von Contador, der zum Zeitpunkt der Meldung Ende September 2010 seine Saison bereits abgeschlossen hatte. Besondere Brisanz erhielt der Fall jedoch dadurch, dass die französische Tageszeitung „L'Équipe" behauptete zu wissen, dass in Contadors Urin nicht nur Clenbuterol nachgewiesen wurde, sondern auch Spuren von „Diethylhexylphthalat" (einem Weichmacher). Diese Spuren können ein Hinweis darauf sein, dass Blut aus Blutkonserven in Contadors Körper refundiert worden ist.

Der Entwickler des indirekten Blutdoping-Nachweises durch Plastikrückstände von Blutbeuteln sieht in den kolportierten Werten des Tour de France-Siegers Alberto Contador einen eindeutigen Hinweis auf Doping. „(...) man müsste die Daten aber auch daraufhin prüfen, ob es in davor und danach vorgenommenen Proben plötzliche Änderungen gibt", sagte Jordi Segura vom IOC-akkreditierten Anti-Doping-Labor in Barcelona der Zeitung „AS" (Die Presse 2010).

Segura zeigte sich verwundert, dass die in Köln vorgenommene Analyse der Dopingproben auf Plastikrückstände ohne Rücksprache vorgenommen worden sei und bemängelte:

> *„Niemand hat uns offiziell verständigt, dass er verwendet wurde. Ich kann nicht verstehen, wie es sein kann, dass man, vor allem weil es sich um einen so wichtigen Fall handelt, nicht die Entwickler kontaktiert hat." (Der Spiegel 2012)*

Nach Bewertung der UCI und der WADA wurde entschieden die Testergebnisse als Doping zu werten und Alberto Contador rückwirkend zu sperren. Es wurden die Titel der Tour de France 2010 und des Giro d'Italia 2011 aberkannt.

Unabhängig davon, wie der Fall zu Ende ging, zeigte die Angelegenheit abermals die Schwächen der Sportgerichtsbarkeit in Sachen Dopingbekämpfung. Es ließ sich erkennen, dass internationale Regularien von nationalen Sportverbänden „gesondert bewertet" werden. So sprach der spanische Radsportverband (RFEC) Contador nach dessen Revision und erneuter Prüfung des Falls lapidar mit der Begründung frei: „(...) der Fahrer habe nachweisen können, die verbotene Substanz unverschuldet zu sich genommen zu haben (...)." (Der Spiegel 2012). Die UCI, als übergeordnete Instanz, legte vor dem Sportgerichtshof CAS Berufung ein und Contador erhielt die von der WADA und der UCI verhängte 2-jährige Sperre. Contador gilt in Spanien nach wie vor als Volksheld!

Ein ähnlicher Fall wurde im Oktober 2010 vom Dopingverdacht freigesprochen. Der deutsche Tischtennis-Nationalspieler Dimitrij Ovtcharov wurde positiv auf Clenbuterol getestet. Der 22-Jährige bestreitet Doping und führt die positive Probe auf kontaminiertes Fleisch während der China Open zurück. Unter Berufung auf Ermittlungsergebnisse und renommierte Experten sieht es der Deutsche Tischtennisverband (DTTB) als erwiesen an, dass Ovtcharov das Kälbermastmittel Clenbuterol „unwissentlich aufgenommen hat" und damit „kein schuldhafter Verstoß" gegen die Anti-Doping-Ordnung vorliegt (Der Spiegel 2010). Ausschlaggebend für die Entscheidung war eine offenkundig geschlossene Indizienkette. Sie stützt Ovtcharovs Darstellung, dass kontaminiertes Fleisch die Ursache für den Befund in ohnehin nur verschwindend geringer Dosierung sei. „Die Annahme ist die aus meiner Sicht wahrscheinlichste Befunderklärung. Eine dopingrelevante Anwendung von Clenbuterol ist höchst unwahrscheinlich", zitierte der DTTB aus der Fallbewertung des Doping-Experten Wilhelm Schänzer vom Institut für Biochemie in Köln. Besonders entlastend für Ovtcharov waren eine negative Haarprobe sowie Nachkontrollen von Tests vier weiterer deutscher China-Open-Starter. Mit einer deutlich empfindlicheren und in der Praxis nicht genutzten Messmethode fanden die Experten bei diesem Quartett nicht dopingrelevante „Spuren von Clenbuterol im extrem niedrigen Konzentrationsbereich" (Der Spiegel 2010). Die Parallelen der Ergebnisse sowie die medizinische Unsinnigkeit einer Anwendung von Clenbuterol im Tischtennis-Sport fügten sich in ein Gesamtbild zugunsten von Ovtcharov.

Der Freispruch ist ein Novum in der Geschichte des deutschen Sports. Nach dem einstimmigen Präsidiumsbeschluss des DTTB wird erstmals kein Verfahren gegen einen in A- und B-Probe positiven Aktiven eingeleitet. „Eine Verurteilung von Dimitrij Ovtcharov sähe ich angesichts der Indizienlage und der Expertenanalysen als großes Unrecht", sagte DTTB-Ehrenpräsident Hans Wilhelm Gäb.

Dopingexperte Professor Werner Franke sieht im Freispruch für Ovtcharov keinen Präzedenzfall für künftige Dopingverfahren. Bei dem Tischtennisspieler spreche im Gegensatz zu anderen mit Clenbuterol erwischten Sportlern die Logik eindeutig gegen einen Manipulationsversuch.

„Die häufigste Nebenwirkung von Clenbuterol-Doping ist unkontrolliertes Gliederzittern, (...) wenn ein Tischtennisspieler Clenbuterol zum Doping nehmen würde, müsste das schon ein Selbstmörder sein." Frankfurter Allgemeine Zeitung (2010)

Alessandro Petacchi – Salbutamol

Ein weiterer Dopingfall betrifft den italienischen Sprinter Alessandro Petacchi. Dieser wurde während des Giro d'Italia 2007 zunächst positiv auf Salbutamol getestet. Er konnte allerdings eine Ausnahmegenehmigung vorlegen, die ihm den Gebrauch erlaubte. Der bei der Kontrolle gemessene Wert überschritt jedoch zusätzlich den von der WADA festgelegten Grenzwert für Salbutamol von 1.000 Nanogramm/ml Urin. Nachdem das Olympische Komitee Italiens (CONI) Ermittlungen gegen Petacchi aufgenommen hatte, wurde er von seinem Team („Milram") Ende Juni 2007 suspendiert. Nach einem Freispruch des italienischen Radsportverbandes riefen die WADA und das Italienische Olympische Komitee den Sportgerichtshof CAS als Schiedsstelle in diesem Fall an. Am 5. Mai 2008 wurde Petacchi rückwirkend für 10 Monate gesperrt. Da die Sperre rückwirkend läuft, wurden alle Ergebnisse seit dem 1. November 2007 annulliert. Die Sperre lief bereits am 31. August 2008 aus.

> Dies ist ein typischer Fall, bei dem eindeutiges Doping zunächst angefochten und dann „mild" bestraft wird. Petacchi hat nach seiner Suspendierung im Juni 2007 noch zahlreiche Rennen gewonnen (unter anderem den Radklassiker Paris-Tours). Diese Siege wurden ihm jedoch nicht rückwirkend aberkannt, obwohl die Dopingsperre hier bereits Gültigkeit hätte haben müssen. Man hat lediglich die Rennen seit dem 1. November 2007 annulliert. Tatsache ist jedoch, dass ab November seit jeher nur wenige und eher unbedeutende Profi-Rennen stattfinden und die meisten Athleten sich im Jahresurlaub befinden. Fakt ist, Petacchi hat sich eindeutig mit Salbutamol gedopt und wurde trotz eindeutiger Rechtslage nicht mit den entsprechenden Sanktionen bestraft. Dies hätte in seinem Fall als Ersttäter eine Höchststrafe von bis zu 2 Jahren Sperre bedeutet.

Problem der Rechtfertigungsgrundlage des Gebrauchs von Asthmamitteln gegenüber gesunden Sportlern

In der Diskussion zwischen medizinisch gerechtfertigtem „legalem" Gebrauch und dem Missbrauch von eigentlichen Dopingsubstanzen gibt es immer wieder Streitigkeiten. So ist bekannt, das viele Hochleistungsausdauersportler (z.B. Biathleten und Schwimmer) unter Belastungsasthma leiden. Diese Erkrankung erlaubt es Sportlern, „legal" Asthmamedikamente einnehmen zu dürfen. Ohne die Behandlung mit diesen Medikamenten wäre ihre Leistungsfähigkeit stark eingeschränkt, sodass sie in Wettkämpfen kaum konkurrenzfähig wären. Es stellt sich nun das Problem, inwiefern man den Gebrauch gegenüber anderen Sportlern rechtfertigt, die kein Belastungsasthma haben.

Als konstruierter Fall sei hier folgendes Beispiel erwähnt:

Die Menge an roten Blutzellen kann zwar durch Training erhöht werden, jedoch ist das Ausmaß genetisch terminiert. So gibt es Sportler, die genetisch bedingt eine größere Menge an roten Blutzellen im Körper haben als andere Athleten, dadurch mehr Sauerstoff pro Zeit atmen können, und daraus letztlich einen Teil ihres Leistungsvorteils gegenüber anderen ziehen. Entwickelt nun einer dieser genetisch für den Ausdauersport Begünstigten ein Belastungsasthma, dann darf er legal Asthmamedikamente nehmen. Das Problem ist, wie man dies gegenüber einem Athleten begründet, der kein zwar Asthma hat, aber genetisch nicht diese großen Mengen an roten Blutzellen durch Training entwickelt, obgleich die Ursachen von Asthma gleichfalls zum Teil genetisch vorbestimmt sind. Nach dem Gleichheitsprinzip kann man diesem Sportler nicht verwehren seinen Anteil an roten Blutzellen auf das Niveau eines anderen Sportlers (z.B. mit EPO) „anzugleichen", um seinen genetischen Nachteil auszugleichen.

3.1.5   Diuretika

Definition/Einführung

Ein Diuretikum (umgangssprachlich Wassertablette genannt) ist ein Arzneimittel, das zur Ausschwemmung von Wasser aus dem Organismus eingesetzt wird. Werden zusätzlich zur gesteigerten Wasserausscheidung auch vermehrt Salze ausgeschieden, bezeichnet man dies als „Saluretikum". Die Funktionsweise der verschiedenen Diuretika ist dabei sehr unterschiedlich, um diese zu verstehen, ist das Verständnis der Nierenphysiologie von Bedeutung. Diese soll hier kurz beschrieben werden:

Die Nieren sind unter normalen Bedingungen ein sehr gut durchblutetes Organ. Sie erfüllen im Organismus eine wichtige Ausscheidungs- und Filterfunktion. Aus dem Blut wird ein Teil des Blutplasmas abgefiltert (der sogenannte „Primärharn"). Das Volumen des so täglich über den Blutkreislauf filtrierten Primärharns beträgt dabei etwa 200 Liter. Der Primärharn enthält jedoch auch verschiedene Substanzen, die der Körper nicht verlieren sollte. Dies sind vor allem große Mengen von gelösten Stoffen (Ionen) wie Natrium-, Kalium-, Chlorid- und Bikarbonat-Ionen. Die Leistung der Niere besteht darin, den Großteil des Primärharns zurück zu resorbieren und die ausscheidungspflichtigen Substanzen so zu konzentrieren, dass diese mit einem möglichst geringen Flüssigkeitsverlust ausgeschieden werden. Die Nieren können dabei den Primärharn zu 99 % rückresorbieren. Von den 200 Litern filtrierten Primärharn werden so täglich nur etwa 1,5 Liter Urin ausgeschieden. Die WADA definiert zusätzlich zu den Diuretika „andere Maskierungsmittel". Diese werden hier nicht aufgeführt, da diese in der Kategorie der „pharmakologischen, chemischen und physikalischen Manipulationen" noch umfassend dargestellt werden sollen. Zu diesen gehört unter anderem die Gruppe der Plasmaexpander.

Beispielsubstanzen (Wirkstoffgruppe/Substanz)

- **Carboanhydrasehemmer:** Acetazolamid (Dorzolamid und Brinzolamid sind bei topischer Verabreichung im Auge nicht verboten)
- **Schleifendiuretikum:** Furosemid
- **Kaliumsparendes Diuretikum:** Amilorid, Triamteren
- **Aldosteronantagonist:** Spironolacton
- **Thiazid-Diuretikum:** Hydrochlorothiazid

Nicht verboten:

- **Osmotisches Diuretikum:** Mannit (wenn oral aufgenommen nicht verboten, bei intravenöser Verabreichung verboten), Sorbit
- **harntreibende Stoffe:** Koffein, Alkohol, Schwarztee
- **Pflanzen mit harntreibender Wirkung:** Schachtelhalm, Brennnessel, Goldrute, Birkenblätter

Wirkung/Nebenwirkungen

Diuretika können innerhalb kurzer Zeit zum Verlust von mehreren Litern Flüssigkeit über den Urin führen. Dieser führt zu Dehydrierung (Mangel an Flüssigkeit im Körper) und Hypovolämie (Mangel an Blutplasma), wodurch es bis zum tödlichen Kreislaufversagen kommen kann. Weiterhin können massive Entgleisungen des Elektrolythaushaltes auftreten. Besonders stark werden der Natrium- und Kaliumhaushalt beeinflusst. So kann die vermehrte Ausscheidung von Natrium über die Hyponatriämie zu Krampfanfällen, Verwirrtheit und Krämpfen der Skelettmuskulatur (e.g. Wadenkrämpfen) führen. Eine vermehrte Ausscheidung von Kalium kann zu Hypokaliämie mit Herzrhythmusstörungen führen. Dies gilt jedoch nicht für kaliumsparende Diuretika. Diese können jedoch einen Überschuss an Kalium (Hyperkaliämie) im Körper bewirken, der auch zu Herzrhythmusstörungen führen kann. Extreme Formen der Entwässerung mit Diuretika können zum akuten Nierenversagen führen. Ohne entsprechende Behandlung kann dieses tödlich verlaufen.

Einige Diuretika können zu Potenzstörungen (erektile Dysfunktion) und Brustwachstum beim Mann (Gynäkomastie) führen. Ferner kann es zu einer Anpassungsreaktion des Körpers an den Gebrauch von Diuretika kommen, sodass eine Mengenanpassung stattfinden muss, um die gleiche Wirkung zu erzielen.

Häufig treten im Rahmen der Behandlung und des Missbrauchs bleibende Schäden an der Niere auf. Bekannt sind weiterhin krankhafte Veränderungen an anderen Organen wie der Haut und der Leber.

Medizinische Verwendung

Diuretika werden zur Behandlung bei Krankheiten eingesetzt, die zu einer vermehrten Wassereinlagerung führen (z.B. Herz- und Niereninsuffizienz, Leberzirrhose). Sie fördern dabei eine vermehrte Wasserausscheidung, sodass die Belastung für den Gesamtorganismus gesenkt wird. Weiterhin kann die Konzentration von Elektrolyten im Blut geregelt werden. Dadurch kann beispielsweise Bluthochdruck, der unter anderem durch eine zu hohe Konzentration an Natrium im Blut beeinflusst wird, gesenkt werden. Die „Clearance der Niere" (Reinigungsfunktion von ausscheidungspflichtigen Stoffen) wird durch Diuretika nur bedingt beeinflusst. Es gilt generell, dass man jemanden mit Diuretika bei Erkrankungen oder krankhaften Zuständen behandeln kann, die durch die Menge von Elektrolyten und/oder Wasserüberschuss im Organismus bedingt sind. Eine bereits „stark" geschädigte Niere kann jedoch mit Diuretika nur bedingt beeinflusst werden. Die Behandlung heißt hier im Weiteren entweder „Dialyse" oder „Nierentransplantation".

Dorzolamid und Brinzolamid (beides sogenannte Carboanhydrasehemmer) werden bei der Behandlung von erhöhtem Augeninnendruck lokal verabreicht. Bei dieser Form der Verabreichung gilt der Gebrauch auch bei Sportlern nicht als Doping, da sich so erwiesenermaßen keine Wirkung auf den Gesamtorganismus nachweisen lässt.

Applikationsform (Art der Anwendung)

Diuretika werden meist in Tablettenform zugeführt. Sie können jedoch auch intravenös (par enteral) verabreicht werden. Dies ist meist bei Patienten notwendig, die keine Nahrung mehr über den Mund aufnehmen und/oder über den Magen und Darm resorbieren können oder bei denen einer schneller Wirkeintritt von Bedeutung ist.

Geschichtliches

Seit dem Altertum ist bekannt, dass Inhaltsstoffe von Pflanzen wie Kaffee, Tee und Birke harntreibend wirken. Die Entwicklung der Diuretika und ihr weitreichender Einsatz in der Medizin erfolgten jedoch viel später und sind eng mit der Entwicklung der ersten Antibiotika verbunden.

Oftmals wird Penicillin als das „erste Antibiotikum" angegeben. Die Bezeichnung „erste" ist jedoch variabel. Es ist das „erste" im großindustriellen Maßstab hergestellte Antibiotikum auf der Basis von kultivierten Pilzen. Jedoch ist seit Jahrhunderten überliefert, dass bestimmte verschimmelte Lebensmittel zur Behandlung Erkrankter eingesetzt werden. Antibiotika sind in den meisten Fällen bestimmte Kulturen von Pilzen, die Bakterien im Wachstum hindern oder sie töten. Die ersten industriell hergestellten und zur gezielten Behandlung von Krankheiten eingesetzten Antibiotika/Antiinfektiva waren jedoch das von Paul Ehrlich in den 1930er-Jahren entwickelte Salvarsan (zur Behandlung der Schlafkrankheit und Syphilis) und die Sulfonamide. Bei der Verwendung der Sulfonamide bemerkte man, dass diese harntreibend wirken. Ausgehend von dieser Entdeckung, leiteten sich die ersten Diuretika (wie Furosemid) ab. Der gezielte Einsatz von Diuretika wurde jedoch erst in den 1950er-Jahren vorangetrieben. Seitdem wurden zahlreiche andere Diuretika hergestellt und optimiert.

Im Sport werden Diuretika unter anderem zur Maskierung von Dopingsubstanzen missbraucht. Ziel ist es, die Ausscheidung von Dopingsubstanzen im Blut über die Nieren zu beschleunigen. Dabei soll die zu verschleiernde Substanz unter die Nachweisgrenze oder zumindest unter einen Grenzwert gebracht werden. Bekannt ist diese Form des Missbrauchs von Diuretika vor allem zur Anabolika- und EPO-Verschleierung.

Eine weitere Möglichkeit des Missbrauchs von Diuretika ergibt sich für Sportarten mit Gewichtsklassen (Judo, Ringen, Boxen u.a). Hier kann kurz vor dem Wettkampf, beim vorgeschriebenen (Wiegen), das Körpergewicht gesenkt werden. Ziel ist es, im Training mit hohen Gewichten/hohen Widerständen zu arbeiten, um seine Leistung entsprechend zu maximieren. Kurz vor dem Wettkampf wird dann das Körpergewicht mit Diuretika gesenkt, um in der niedrigeren Gewichtsklasse antreten zu können. Unter Berücksichtigung der bekannten Nebenwirkungen wird die Gefährlichkeit dieser Methode, vor allem unter sportlicher Belastung, deutlich. Im Bodybuilding ist die Entwässerung mit Diuretika teilweise fester Bestandteil der Wettkampfvorbereitung. Ziel ist es, neben der Gewichtsreduktion (bei Wettkämpfen mit Gewichtsklassen), durch die Dehydrierung die Muskeln und Gefäße besonders hervortreten zu lassen. Im Jargon heißt es: „Vaskularität und muskuläre Härte zeigen!"

Eine weitere Einsatzmöglichkeit ergibt sich für Sportarten, in denen die Dehydrierung für die Leistung nicht unbedingt von Nachteil ist, jedoch ein Gewichtsverlust Vorteile bringen kann (z.B. Skispringen).

Dopingfälle, Besonderheiten und Kuriositäten

Dopingfall Sanamacha Chanu

Sanamacha Chanu, eine indische Gewichtheberin, wurde bei den olympischen Gewichtheber-Wettbewerben 2004 positiv auf die Einnahme von Diuretika getestet. Chanu, die in der Klasse bis 53 kg den „undankbaren" vierten Platz belegt hatte, ist bereits 1994 des Dopings überführt worden und wurde in der Folge lebenslang gesperrt.

3.1.6 Blutdoping (Epo und andere)

Definition/Einführung

Als Blutdoping werden alle Mittel und Methoden definiert, deren vornehmliches Ziel in der Erhöhung der Sauerstofftransportkapazität des Blutes besteht bzw. die Manipulation dieser zu verschleiern. Die maximale Sauerstofftransportkapazität (VO_2 max.) beschreibt die maximal mögliche Menge des vom Organismus „verstoffwechselbaren" Sauerstoffs unter Belastung. Sie ist eine sportmedizinische Messgröße und gilt als einer der aussagekräftigsten Parameter zur Bestimmung der Leistungsfähigkeit bei Ausdauersport-lern. Allgemein gilt, je höher die VO_2 max., umso leistungsfähiger ist der Athlet/die Athletin. Zur Bestimmung der VO_2 max. wird in der Regel ein Be-lastungsstufentest durchgeführt, bei dem der Sportler auf einem Ergometer (zum Beispiel Rad-, Ruder- oder Laufbandergometer) stufenförmig an seine Belastungsgrenze herangeführt wird. Gleichzeitig wird über eine Atemmas-ke die Sauerstoffaufnahme pro Zeiteinheit bestimmt. Die aufgenommene Sauerstoffmenge kann als Absolut- und Relativgröße angegeben werden. Die absolute VO_2 max. gibt an, wie viel Liter O_2 pro Minute vom Körper maximal umgesetzt werden können, während die relative VO_2 max. jenen Wert noch einmal durch das Körpergewicht des Sportlers dividiert. Radsportler und Ru-derer erreichen im Durchschnitt die höchsten Absolutwerte, die bei über 6 l/ min O_2 liegen können. Die Angabe der maximal aufgenommenen Sauerstoff-menge in Relation zum Körpergewicht (O_2 in ml/Körpergewicht in kg) ist jedoch in bestimmter Beziehung eine aussagekräftigere Messgröße, wenn es um die Einschätzung der Leistungsfähigkeit geht. Es gibt Sportarten, in denen das Körpergewicht, im Gegensatz zum Rudern beispielsweise, einen wichtigen Anteil an der Leistungsfähigkeit hat. So sind Spitzenläufer meist sehr leicht (60–65 kg) und können deshalb aufgrund des kleineren Blutvolu-mens nicht die Absolutwerte der Sauerstoffaufnahme eines 95 kg schweren Ruderers erreichen. Man würde mit der Absolutangabe ihrer Leistungsfähig-keit nicht gerecht werden, deshalb gibt man in diesem Zusammenhang die relative maximale Sauerstoffmenge an. Spitzenathleten erreichen hier Wer-te von bis zu 90 ml O_2/min x kg. Zum Vergleich: Die maximale Sauerstoffauf-nahme eines gesunden 30-jährigen Mannes beträgt etwa 45 ml O_2/min x kg (bzw. 3,5 l/min). Untrainierte, gesunde Frauen erreichen Werte von etwa 38 ml O_2/min x kg (bzw. 2,5 l/min).

Weiterhin gibt es verschiedene Substanzen und Methoden, die das Blutdo-ping verschleiern können. So erhöhen Plasmaexpander das Blutvolumen. Sie können so den Missbrauch von EPO verschleiern, da sie den Hämatokrit-wert (Verhältnis zwischen festen, zellulären und flüssigen, plasmatischen Anteilen) senken. Aus dem Hämatokritwert (Hk) wurde in der Zeit, bevor es ein Nachweisverfahren für EPO gab, ein Missbrauch abgeleitet. Bei einem Hk von über 50 galt ein Sportler als „gedopt". Bromantan (ein Stimulanzium) und Probenecid (ein Urikosurikum) stehen gleichfalls wie Diuretika im Ver-dacht, durch vermehrte Ausscheidung von künstlich zugeführtem EPO, den Nachweis zu verschleiern und sind deshalb verboten. Diese Mittel und

Methoden werden jedoch von der WADA nicht zur Kategorie des „Blutdopings" gezählt, sondern in der Kategorie der „Diuretika und anderen Maskierungsmittel" genannt. Hier sollen diese aufgrund ihres missbräuchlichen Zusammenhangs nur kurz erwähnt werden. Ausführlich werden die Methoden der Verschleierung des Blutdopings in Kapitel 3.1.8 „Pharmakologische, chemische und physikalische Manipulationen" dargestellt.

EPO und seine Analoga werden von der WADA in der Kategorie der „Hormone und verwandten Wirkstoffe" aufgelistet. Aufgrund seines funktionellen Zusammenhanges mit dem Blutdoping soll es jedoch hier erläutert werden.

Beispielsubstanzen

- Erhöhung der Hämoglobinmasse (Menge an roten Blutkörperchen) im Blut: autologe (Eigenblut), homologe (Blut von anderen Menschen) und heterologe (Blut von anderen Organismen) Bluttransfusionen
- Substanzen, welche die eigene Blutbildung anregen und darüber die Hämoglobinmasse erhöhen: Erythropoietin (Darbepoetin, Aranesp), EPO-Analoga (HIF-Stabilisatoren, Prolylhydroxylasehemmer, HCP-Hemmer, CERA)
- Substanzen, welche die Sauerstofftransportfunktion des Hämoglobins imitieren: Perfluorkohlenwasserstoffe (PFC), Oxyglobin, Hemopure, Efaproxiral (RSR 13)
- gentherapeutischer Ansatz: Repoxygen, FG-2216
- das Blutdoping verschleiernde Substanzen und Methoden: Plasmaexpander, Probenecid, Bromantan

Wirkung/Nebenwirkungen

Grundsätzlich kann die Steigerung der Sauerstofftransportkapazität (VO_2 max.) auf verschiedenen Wegen erfolgen. Unter normalen Bedingungen ist der Sauerstofftransport durch die Menge von Hämoglobin, welches an die roten Blutzellen (Erythrozyten) gebunden ist, limitiert. Die VO_2 max. ist jedoch auch von anderen, nicht mit dem Sauerstofftransport direkt verbunden Prozessen und Parametern wie dem Herzminutenvolumen (Menge an Blut, die pro Minute vom Herzen gepumpt werden kann) oder der Aktivität von Enzymen des Energiestoffwechsels abhängig. Generell kann man sagen, dass sämtliche Substanzen und Methoden des Blutdopings, die zur Steigerung der Sauerstofftransportkapazität (VO_2 max.) beitragen, die Wege *der Aufnahme*, *des Transports* oder *der Freisetzung* von Sauerstoff im Blut direkt oder indirekt erhöhen.

Eine Methode ist die Bluttransfusion. Diese kann über die Wege der autologen (Eigenblut), homologen (Fremdblut) oder heterologen (Fremdblut von einem nicht menschlichen Organismus, z.b. Blut vom Rind zum Menschen) Transfusion durchgeführt werden. Durch die zusätzlichen Sauerstoffträger (Erythrozyten) steigt die VO_2 max. an.

Perfluorkohlenwasserstoffe (kurz PFC) können eine ähnliche Funktion wie das Hämoglobin einnehmen und damit den Organismus zusätzlich mit Sauerstoff versorgen. Perfluorkohlenwasserstoffe sind ein relativ neues Notfallmedikament und weisen einige Schwierigkeiten in der Handhabung auf. So mischen sich diese nicht mit Wasser und werden deshalb als Emulsion mit Phospholipiden (modifizierte Fette) eingesetzt. Es ist bekannt, dass diese schwere allergische Reaktionen auslösen können. Der Missbrauch von PFC hat sich deshalb und aufgrund ihrer leichten Nachweisbarkeit nicht durchsetzen können.

Eine weitere neue Methode, den Transport von Sauerstoff zu steigern, ist der Einsatz von modifiziertem Hämoglobin. Mit modifiziertem tierischem Hämoglobin (quervernetztem bzw. polymerisiertem Hämoglobin) kann der Sauerstofftransport unabhängig vom Hämoglobin erfolgen, wodurch die maximale Sauerstoffaufnahme enorm gesteigert wird. Bekannt ist das Präparat „Hemopure" der Firma Biopure zur Anwendung in der Humanmedizin. Die gleiche Firma hat bereits für die veterinärmedizinische Anwendung ein ähnliches Präparat (Oxyglobin) entwickelt.

RSR 13 ist ein weiteres neues Präparat, welches die Sauerstoffbindungseigenschaften des Hämoglobins verändert. Es führt zu einer erleichterten Abgabe des Hämoglobin-gebundenen Sauerstoffs an das Gewebe, wodurch die Sauerstoffversorgung der Zellen verbessert wird. Der Organismus nutzt somit den im Blut vorhandenen Sauerstoff effizienter (Fachbegriff: erhöhte Sauerstoffausschöpfung).

Das wahrscheinlich bekannteste Präparat des Blutdopings ist EPO. EPO ist ein körpereigenes Hormon, das die Bildung von roten Blutkörperchen fördert. Beim erwachsenen Menschen wird es hauptsächlich in der Niere gebildet. Seine Hauptaufgabe besteht jedoch nicht, wie fälschlicherweise in den Medien dargestellt, in der Bildung von roten Blutzellen, sondern in der Regulation des Absterbens von Vorläuferzellen der roten Blutzellen. Das Ergebnis ist das Gleiche, doch die Wirkungsweise ist anders. Nicht die vermehrte Bildung von Blutzellen, sondern die Hemmung des vermehrten, kontrollierten Absterbens von Blutvorläuferzellen, führt zu einem Anstieg der Erythrozytenanzahl.

Im menschlichen Blut „schwimmt" eine unvorstellbar große Menge von roten Blutzellen. Tag täglich werden Milliarden vom Organismus aussortiert, da sie „alt" sind und ihre Funktion und Elastizität verloren haben. Im Knochenmark, dem Ort der Blutbildung, werden täglich etwa 200 Milliarden Blutzellen bzw. deren Vorläuferzellen gebildet. EPO steuert die Reifung dieser zusammen mit anderen Faktoren. Inzwischen gibt es jedoch weitere Präparate, die zur Erhöhung der körpereigenen Bildung von Erythrozyten führen. Diese benutzen andere Angriffsorte in der Bildung der roten Blutkörperchen (Erythropoese). Dies sind beispielsweise HIF-Stabilisatoren, HCP- und Prolylhydroxylase-Hemmer. Außerdem wurde EPO selbst weiterentwickelt. So gibt es inzwischen Präparate, die weitaus länger und effektiver die Blutbildung fördern als die EPO-Präparate der ersten Generation (z.B. CERA, Aranesp).

Wie beschrieben, ist die VO_2 max. eine der leistungsbegrenzenden Größen von Ausdauerleistungen. Mit dem Blutdoping erhöht sich die VO_2 max. und/oder die Nutzung des Sauerstoffs (O_2-Ausschöpfung). Der Organismus kann so pro Zeiteinheit mehr Energie umsetzen. Die Leistung steigt enorm. Mit einer Eigenbluttransfusion kann die Leistung so um ca. 5% gesteigert werden. Aus der Kombination von verschiedenen Methoden und Substanzen (beispielsweise Eigenblut, welches bei der Reinfusion mit EPO angereichert wird) ergeben sich dadurch vielfach höhere Steigerungen.

Körperlich

Kurzfristig

Durch Bluttransfusionen steigt neben der Anzahl der Erythrozyten zugleich die Größe des Blutvolumens („Wasserreserve") an. Bei Belastung schwitzt ein Sportler stark und verliert viel Flüssigkeit. Dieser Verlust wird zum großen Teil über das Blutvolumen abgepuffert. Durch die erhöhte „Wasserreserve" im Blut ist ein Sportler nach einer Bluttransfusion somit länger ohne Flüssigkeitsaufnahme leistungsfähig. Allgemein ist bekannt, dass eine Abnahme des Blutvolumens durch Flüssigkeitsverluste bis zu einem gewissen Punkt kompensiert wird. Bei weiteren Flüssigkeitsverlusten fällt die Leistung stark ab. Der gedopte Athlet kann also die Flüssigkeitsaufnahme herauszögern oder muss gar keine Flüssigkeit aufnehmen, bevor seine Leistung abfällt. Hierdurch kann er sich einen Vorteil gegenüber anderen Sportlern im Wettkampf verschaffen. Zusätzlich kann der Sportler durch die erhöhte „Wasserreserve" im Blut seine Körpertemperatur bei Belastung besser regulieren (verbesserte Thermoregulation). Durch die größere Menge von „künstlich erhöhten" Puffersubstanzen (i.e. Substanzen, die überschüssige Säure aufnehmen bzw. abgeben können) im Blutplasma (vor allem Hydrogenkarbonat oder HCO_3) kann der Organismus Belastungen an der aerob/anaeroben Schwelle länger halten (Steigerung der Pufferkapazität des Blutes über zugeführtes Blut).

Die aerob/anaerobe Schwelle ist definiert als ein sportmedizinischer Fachausdruck, der die maximale Belastung kennzeichnet, bei der noch ein Gleichgewicht zwischen Lactatbildung und -abbau besteht. Dieser Bereich liegt bei etwa 4 mmol/l Lactat. Er ist jedoch variabel und unterliegt starken Schwankungen, die durch Training, Veranlagung u.a. beeinflusst werden.

Die Nebenwirkungen des Blutdopings sind so mannigfaltig wie die Produkte.

EPO kann bei mehr als einmaliger Anwendung zur Bildung von Antikörpern führen, die dann die Bildung von neuen roten Blutzellen hemmen. Das Krankheitsbild wird als „Pure Red Cell Aplasie" bezeichnet (zu Deutsch: Bildung von ungeformten, für den Organismus nicht brauchbaren roten Blutkörperchen). Mit Bakterien infizierte Blutkonserven (Bluttransfusion) können zur Sepsis (Blutvergiftung) mit Todesfolge führen. Oxyglobin kann beim Menschen zur allergischen Reaktion (anaphylaktischer Schock) mit Todesfolge führen. Durch Transfusionen von Fremdblut (heterologem und homologem) können Krankheiten wie HIV, Hepatitis B und C übertragen werden.

Des Weiteren können allgemein im Rahmen einer Transfusionsreaktion schwere Krankheitssymptome auftreten, die von Schwindelgefühlen über abdominelle Schmerzen (Bauchschmerzen) bis hin zu Angstzuständen (Todesangst) reichen. Der Missbrauch von Bluttransfusionen und EPO führt weiterhin zu einem erhöhten Risiko der Thrombenbildung mit der Folge von Embolien bis hin zum plötzlichen Herztod.

Langfristig

Die Langzeitfolgen sind bei den meisten Methoden und Substanzen des Blutdopings noch nicht absehbar. Anhand von bestimmten Messwerten können
jedoch Vermutungen geäußert werden. So gehören EPO und seine Analoga
biochemisch zur Gruppe der Wachstumshormone, deren Funktionen und
Aufgaben immer noch nicht vollständig verstanden werden. Man vermutet
jedoch, dass der langfristige Missbrauch von Wachstumshormonen zu
schwerwiegenden strukturellen Veränderungen an Organen führt. So ist
davon auszugehen, dass vor allem das Herz, die Leber, das Knochenmark und
die Nieren in ihrer Funktion bleibend geschädigt werden. Zudem steigt das
Risiko für verschiedene Krebsarten und das einer Knochenmarksinsuffizienz.

Psychisch

Die enormen Leistungssteigerungen, die Hochleistungssportler durch Blutdoping erzielen können, haben bisher weitgehend unbetrachtete Folgen für
die Psyche eines Sportlers. Vor allem die „alten Hasen" und „Jungprofis" sind
besonders gefährdet durch die Steigerungen beflügelt zu werden. EPO hat
bei einigen Athleten in der jüngeren Vergangenheit die Leistung so stark gesteigert und die Ermüdung so stark verzögert, dass diese ein Gefühl von „Un-
besiegbarkeit" erlebten. Man kann sich sehr gut vorstellen, dass ein Hochleistungsausdauersportler, der über das gesamte Jahr hart trainiert (wie beispielsweise ein Triathlet mit Umfängen von über 20.000 km Radfahren,
5.000 km Laufen und etwa 1.000 km Schwimmen) und sich dabei lediglich
um Steigerungen von 2–5% seiner maximalen Leistungsfähigkeit in einer
Saison bemüht, durch die Leistungssteigerungen (5–15% innerhalb kurzer
Zeit) der verschiedenen Substanzen und Methoden des Blutdopings enorm
beflügelt werden kann.

Medizinische Verwendung

Die Behandlung mit EPO, seinen Analoga und Bluttransfusionen dient bei
Blutarmut als künstlicher Stimulator der eigenen Blutbildung bzw. dem Ery-
throzytenersatz. Blutarmut kann akut oder chronisch bedingt sein. Häufig
tritt behandlungsbedürftige Blutarmut bei Operationen, bei Schwerstunfall-
verletzten, HIV- und Krebspatienten sowie Blutern auf. Ziel einer Therapie
ist hier nicht, die Leistungsfähigkeit des Organismus zusätzlich zu steigern,

sondern diese überhaupt wiederherzustellen, damit der Patient seine lebenswichtigen Organe ausreichend mit Nährstoffen versorgen kann. In den letzten Jahren wird die Verwendung des „Wundermittels" EPO jedoch zunehmend kritisch gesehen, da die Überlebensrate von Patienten aufgrund der Nebenwirkungen (erhöhte Thromboseneigung) teilweise geringer ist als ohne eine Behandlung mit EPO und im Vergleich zur Bluttransfusion zudem immer noch kostenintensiver ist. In der Vergangenheit wurde die Infektionsgefahr stets als der große Nachteil der Bluttransfusion gegenüber der Therapie mit EPO gesehen. Durch die engmaschigen Kontrollen ist diese Gefahr jedoch auf ein absolutes Minimum verringert worden.

Die neueren Präparate wie „Hemopure", „PFC" und „RSR 13" sind sehr teuer und teilweise als Medikament auch noch nicht zugelassen. Ihre Verwendung findet in der Medizin deshalb nur eingeschränkt statt, während sie im Sport zu Dopingzwecken bereits missbraucht wurden.

Applikationsform (Art der Anwendung)

EPO wird allgemein unter die Haut gespritzt (subkutan, s.c.). Es gibt aber auch alternative Applikationsformen wie EPO-Inhalationspräparate. Diese haben sich jedoch bis dato in der therapeutischen Anwendung nicht durchgesetzt.

Bluttransfusionen erfolgen immer intravenös. Die Anwendung der neueren Präparate wie „Oxyglobin", „Hemopure", „RSR 13" und EPO-Analoga (HIF-Stabilisatoren, Prolylhydroxylase- und HCP-Hemmer) kann über verschiedene Wege erfolgen: meist intravenös (i.v.), intramuskulär (i.m.) oder subkutan (s.c.).

Geschichtliches

Das Blutdoping ist eine der wirkungsvollsten Methoden überhaupt, um im Sport die Leistungsfähigkeit zu steigern. Besonders die klassischen Ausdauersportarten wie Triathlon, Biathlon, Radfahren, Eisschnelllauf und Laufen sind davon betroffen, auch wenn der massive Missbrauch bislang nur im Radsport bekannt geworden ist. Generell kann man sagen, dass Blutdoping in sämtlichen Sportarten, in denen man sich aktiv bewegt und somit einer gewissen Ermüdung unterliegt, Vorteile bringen kann, da die gesteigerte Leistungsfähigkeit die Ermüdung verzögert. Dies beginnt bei A wie Abfahrtslauf und endet bei Z wie Zehnkampf. Auch beim Bodybuilding, wo man normalerweise nur an Anabolikamissbrauch denken würde, bringt Blutdoping durchaus Vorteile. Diese bestehen darin, dass die Sauerstoffversorgung der großen Muskelmasse verbessert wird, dadurch kann die Trainingsbelastung erhöht werden. Zudem stellt sich die allgemeine Erschöpfung später ein, wodurch letztlich alle Aspekte des Trainings (Quantität, Qualität, Intensität und Dichte) positiv beeinflusst werden können und der längerfristige Aufbau deutlich beschleunigt wird.

Verfolgt man die geschichtliche Entwicklung des Blutdopings, so fallen einige Besonderheiten auf. Erstmals wurde Blutdoping in den 1960–1970er-Jahren mit nachgewiesenen Leistungssteigerungen effektiv im Sport durchgeführt. Damals wurden Bluttransfusionen vorgenommen. Finnland war hier eine der führenden Nationen. Einige finnische Sportler gaben später Doping auf diesem Wege zu. So hat Lasse Virén, der als einziger Mensch bislang zweimal das Double (5.000 m und 10.000 m Lauf) bei Olympischen Spielen 1972/1976 gewinnen konnte, nachweislich so gedopt. In der Mitte der 1980er-Jahre gelang es dann erstmals in den USA einer Arbeitsgruppe des Pharmaunternehmens Amgen, EPO zu rekombinieren. Das heißt, das menschliche EPO-Gen wurde in Zellen von einem anderen Organismus zur Bildung von EPO angeregt. Hierbei erwiesen sich die Eizellen von Hamstern als besonders günstig.

Obwohl EPO erst 1989 die Zulassung der FDA (US-amerikanische Arzneimittelzulassungsbehörde) erhielt, wurde bereits 1988 von einem Missbrauch bei den Olympischen Spielen von Calgary bei einigen russischen Skilangläufern gemunkelt. Gleichzeitig wurden Ende der 1980er-Jahre die fatalen Folgen des unsachgemäßen EPO-Missbrauchs deutlich. Von 1987–1992 starben etwa 20 belgische und niederländische Radfahrer an den Folgen des EPO-Missbrauchs. Die einzelnen Todesursachen sind teilweise nicht geklärt. Als vornehmliche Todesursache sind Blutgerinnsel anzunehmen, die durch den unsachgemäßen Gebrauch entstehen können. Zu den bekannten Namen unter dem Toten, die mit dem EPO-Missbrauch der „ersten Stunde" in Zusammenhang gebracht werden, gehören unter anderem: Johannes Draaijer, Jef Lahaye, Patrice Bar, Dirk de Cauwer, Gert Reynaert und Bert Oosterbosch. Allesamt scheinbar gesunde Hochleistungssportler, die plötzlich starben. In diesem Zusammenhang ist es auch erwähnenswert, dass „Der Spiegel" bereits 1991 von diesen ominösen Todesfällen berichtete und sie in Zusammenhang mit dem Missbrauch von EPO brachte. Schon damals wurde angemerkt, dass es kein Nachweisverfahren für EPO gibt und gleichzeitig vorausgesagt, dass sich in den nächsten Jahren mit hoher Wahrscheinlichkeit eine Grauzone des Missbrauchs entwickeln werde. Die Prophezeiung wurde in den folgenden Jahren zur Gewissheit!

Die EPO-Todesfälle führten zunächst zu großer Besorgnis unter den Radfahrern. Aus dieser Zeit stammen auch einige Anekdoten, die heute oft scherzhaft erzählt werden, damals aber einen sehr ernsten Hintergrund hatten. So stellte man fest, dass der Missbrauch von EPO den Anteil der roten Blutkörperchen im Blut stark erhöhte. In der Folge sank der ohnehin schon niedrige Ruhepuls von Ausdauersportlern nochmals stark. Verängstigt durch die Todesfälle gingen viele Sportler, die EPO weiterhin missbrauchten, mit Pulsmesser ins Bett und stellten den Alarmton auf 25–30 Schläge pro Minute. Fiel der Puls nun unter diese Grenze, ging der Alarm los, derjenige stand dann auf, trank 1–1,5 Liter Wasser und fuhr für etwa eine Stunde auf dem Radergometer, um den Kreislauf wieder in Schwung zu bringen.

Die allgemeine Erklärung für die unklaren Todesfälle war damals, dass das Herz durch die Verlangsamung der Herzfrequenz im Schlaf „einfach aufhörte zu schlagen". Heute weiß man, dass das Risiko für Thromboembolien bei Anwendung/Missbrauch steigt. Die Sportler starben vermutlich durch Lungenembolien, ausgelöst durch die Erhöhung der Viskosität des Blutes und des damit veränderten Blutflusses.

Währenddessen wurde der anfängliche Vorsprung, den niederländische und belgische Radsportler beim EPO-Doping besaßen, zunehmend von italienischen und spanischen Teams aufgeholt. Anfang der 1990er-Jahre fuhren damals einige italienische Fahrer, die vormals Mühe hatten, im Peloton überhaupt mitzuhalten, alles „in Grund und Boden". Maßgeblichen Einfluss an dieser Entwicklung hatten die beiden italienischen Sportärzte Dr. Michele Ferrari und Professor Dr. Francesco Conconi, die bald zu international gefragten Experten der künstlichen Leistungssteigerung aufsteigen sollten. So kombinierten sie EPO erstmals zusammen mit Präparaten, die bei der Blutbildung eine entscheidende Funktion einnehmen. Den Sportlern wurde zusätzlich Eisen, Vitamin B12 und teilweise auch Folsäure verabreicht. Gleichzeitig sollten regelmäßig blutverdünnende Medikamente wie Aspirin genommen werden, da diese die Blutgerinnung verzögern und somit die Wahrscheinlichkeit einer der Nebenwirkungen des EPO-Dopings verringern (i.e. Thromboembolien). Im Rahmen der Doping-Ermittlungen gegen die beiden italienischen Sportärzte wurden in deren Computern interessante Daten über das Verhalten der Blutwerte von Athleten gefunden, die von diesen Ärzten betreut wurden und den Missbrauch von EPO nahelegen (s. Abschnitt zu Professor Dr. Francesco Conconi und Dr. Michele Ferrari in Kap. 3.1.6).

Durch die enormen Leistungssteigerungen waren bald alle Radfahrer, die kein EPO nahmen, bei Rennen chancenlos, wenn es um die Verteilung der vorderen Plätze ging. Wer also Erfolg haben oder zumindest mithalten wollte, war „gezwungen" EPO zu nehmen. In der Mitte der 1990er-Jahre erreichte der EPO-Missbrauch seinen Höhepunkt, da es weder Nachweisverfahren noch Grenzwerte gab.

1995 kam mit dem Dänen Bjarne Riis, dem damals Drittplatzierten der Tour de France, zum bis dato eher erfolglosen deutschen Team Telekom. Riis, der 1996 die Tour für sich entscheiden sollte, gehörte davor dem italienischen Team Gewiss Ballan an. Jenes Team war es, das damals EPO als eines der ersten Teams sehr erfolgreich mit der Hilfe von Professor Dr. Conconi und Dr. Ferrari einsetzte. 1994 dominierte das Team das Radsportgeschehen maßgeblich. Mit Riis, der in der Szene dafür bekannt war, nicht nur ein großes Talent zu sein, das mit großer Akribie trainierte, sondern auch ein gewissenhafter Doper, wurde das deutsche Team Telekom in den Folgejahren zu einer der erfolgreichsten Mannschaften im Radsport. Zur gleichen Zeit hatte bereits eines der größten Radsporttalente der letzten Jahre den Anschluss ans Team gefunden. Jan Ullrich galt nach seinem zweiten Platz bei der Tour 1996 als große Hoffnung für künftige Jahre. Aus dieser Zeit gibt es einige Ergometer-Tests von Ullrich und Riis, die jeden gestandenen Sportmediziner nur den Kopf schütteln lassen. Es wurden Werte von über 450 Watt Dauerleistung und über 500 Watt bei Stufenbelastungen gemessen. Radsport wurde durch den Sieg Ullrichs bei der Tour 1997 zu einer Boom-Sportart in Deutschland.

Fraglich ist bis heute, inwiefern Miguel Indurain von EPO Gebrauch machte. Indurain, der als erster vor Lance Armstrong 5 Siege bei der Tour in Serie vorweisen konnte, dominierte von Anfang bis Mitte der 1990er-Jahre das Geschehen der Tour mit seinen Siegen zwischen 1991–1995. Er wurde zwar durch Aussagen ehemaliger Teamkollegen, die vom systematischen Doping in seinem Team Banesto berichteten, stark belastet, jedoch nie überführt. Weitere Einzelheiten sind nie explizit bekannt geworden. Tatsache ist, dass Indurain durch Dr. Ferrari persönlich betreut wurde. So kann man noch heute auf YouTube den Stundenweltrekord von 1994 betrachten und sieht dabei am Rande der Bahn Dr. Ferrari sitzen, der in späteren Jahren in Bezug auf das Dopingprogramm um Lance Armstrong noch weitere Bekanntheit erlangen sollte. Zudem gibt es eine wissenschaftliche Arbeit über eben diesen Stundenweltrekord, bei dem rechnerisch eine Dauerleistung von ca. 510 Watt (!) ermittelt wurde. Ein unglaublicher Messwert, selbst mit Doping. Zweifelsohne war Miguel Indurain eine absolute Ausnahmeerscheinung. Seine Leistungen waren in dieser Form jedoch nur durch Doping möglich.

Betrachtet man andere Sportarten in der Zeitspanne 1988–2000, der Grauzone des Missbrauchs, so sind Fakten vom Ausmaß des EPO-Missbrauchs durch die vergleichsweise geringe Anzahl von Kontrollen nicht so deutlich vorhanden wie im Radsport. Die Ergebnisse lassen jedoch zum Teil starke Zweifel aufkommen. So wurde 1997 im fränkischen Roth von dem Belgier Luc van Lierde der bis 2011 gültige Weltrekord auf der Ironman-Distanz aufgestellt. Dieses Ergebnis ist deshalb so fraglich, weil die Zeit von 7:50:27 h lange Zeit nicht einmal auch nur „angekratzt" wurde und das, obwohl sich die verwendeten Materialien im Triathlon (wie Schwimmanzüge und Fahrräder) seit dieser Zeit deutlich verbessert hatten. Besonders deutlich wird der Verdacht des Missbrauchs von EPO, wenn man das Tempo van Lierdes auf den letzten 10 km des Marathons bei seinem Weltrekord analysiert, als er den Deutschen Jürgen Zäck schlug. Jeder, der einmal die Erfahrung eines Ironmans gemacht hat, weiß, wie schwer das Laufen nach den 180 km auf dem Rad, vor allem auf den letzten 10 km, ist und kann die dort möglichen Zeiten einschätzen. Lierde lief damals die letzten 10 km in ca. 34 Minuten! Solche Zeiten laufen, ohne Belastung auf dem Rad, häufig nicht einmal gute Marathonläufer. Der in diesem Rennen knapp geschlagene Jürgen Zäck beendete im Jahr 2006 nach einem dubiosen Dopingfall seine Karriere und steht heute ebenfalls unter dem Verdacht, seinen Leistungen nachgeholfen zu haben.

In der Zeitspanne der Zulassung von EPO als Medikament 1989 bis einschließlich des Jahres 1997 gab es weder Nachweismöglichkeiten für den EPO-Missbrauch noch Grenzwerte. Nachdem man erkannte, dass EPO flächendeckend im Radsport missbraucht wurde (s. Abschnitt zur Festina-Affäre in Kap. 3.1.6), versuchte man dem Einhalt zu gebieten, indem man den Hämatokrit auf einen Grenzwert von 50 festlegte. Der Hämatokrit (kurz Hk) ist eine Messgröße, die angibt, wie groß der Anteil der festen Bestandteile des Blutes (Erythrozyten, Thrombozyten, Leukozyten) im Verhältnis zu den Flüssigen ist. Da der Anteil der Erythrozyten die anderen festen, zellulären Bestandteile deutlich übertrifft, sagt man, der Hk ist gleich dem Anteil der Erythrozyten im Verhältnis zum Gesamtblut. Der Hk soll allgemein zur Erkennung von Blutarmut dienen, wobei Werte zwischen 38–50% „normal" sind. Anhand der großen physiologischen Schwankungen sieht man, dass der Hk jedoch keine sehr aussagekräftige Größe ist, wenn es darum geht zu sagen, ob jemand „gedopt" ist. Ausdauersportler neigen „ungedopt" allgemein eher dazu, niedrige Hk-Werte von etwa 40 zu haben. Sie sind dabei keineswegs blutarm. Durch die regelmäßige, körperliche Belastung erhöht sich der Anteil der flüssigen Bestandteile des Blutes (Blutplasma) nur tendenziell stärker als der der festen Bestandteile (Erythrozyten). Im Gegensatz dazu haben untrainierte Menschen tendenziell höhere Hk-Werte als Ausdauersportler. Man darf jedoch nicht verallgemeinernd sagen, dass Sportler mit hohen Hk-Werten gedopt haben. Dies kann verschiedene „physiologische" Ursachen haben. So unterliegt der Hk sehr stark Einflüssen wie Flüssigkeitsverlusten oder Höhentraining, kann aber auch genetisch bedingt stark erhöht sein (s. Abschnitt zur Schutzsperre Evi Sachenbacher in Kap. 3.1.6).

Die Einführung des Hk-Grenzwerts ab 1998 führte jedoch zumindest zu einer gewissen Einschränkung des EPO-Missbrauchs. Schnell etablierten sich jedoch Methoden, um an diesen Grenzwert „heranzudopen". Teilweise führten die Radfahrer sogar Handzentrifugen mit sich, um morgens den Hk zu kontrollieren und diesen im Zweifelsfall schnell senken zu können. So erweiterte sich nur das Spektrum der für Dopingzwecke missbrauchten Medikamente. Das Zauberwort zur Senkung des Hk heißt hier „Plasmaexpander". Dies sind Stoffe, die intravenös (par enteral) gespritzt, Flüssigkeit aus der Umgebung der Blutgefäße generieren und so das Blut schnell „verdünnen" können.

Zu dieser Zeit war es üblich, dass zum Beispiel ein Radsportler, der mit einem zu hohen Hk „erwischt" wurde, keineswegs weitreichende Sanktionen durch den Verdacht des EPO-Missbrauchs zu befürchten hatte. Es wurde ihm lediglich eine zweiwöchige „Schutzsperre" auferlegt, in der er keine Rennen fahren durfte. Offiziell sollte sich der Hk in dieser Zeit wieder auf ein physiologisches Maß senken (inoffiziell war allen klar, warum der Hk über 50 lag!).

Im Jahr 2000 gelang es dann endlich, ein EPO-Nachweisverfahren zu etablieren. Seit dieser Zeit konnten zahlreiche Sportler des EPO-Dopings überführt werden. In den letzten Jahren wurden jedoch neue Wege gefunden, weiterhin Blutdoping (auch mit EPO) durchzuführen, ohne in Kontrollen positiv getestet zu werden. Wird EPO in kleinen Mengen über einen längeren Zeitraum verabreicht, entfaltet es die gleichen Wirkungen wie größere Einzeldosen und entzieht sich weitgehend den gültigen Testverfahren. In den letzten Jahren wurden zudem Pharmaka hergestellt, die an anderen Wirkorten der Blutbildung angreifen und bislang nicht nachweisbar sind. Diese werden als EPO-Analoga oder übergreifend ESA (Erythropoesis Stimulating Agens, die Blutbildung stimulierende Präparate) bezeichnet. Weiterhin gibt es inzwischen EPO, welches in menschlichen Zellen rekombiniert werden konnte. Dieses „humane EPO" nimmt den etablierten Nachweisverfahren seine Grundlage.

Auch die neuen Präparate „Hemopure", „PFC" und „Oxyglobin" wurden bereits missbraucht. Sie sind im Gegensatz zum EPO jedoch leichter nachweisbar und haben drastischere Nebenwirkungen (s. Kap. 3.1.6, Fuentes-Affäre in Bezug auf Jesus Manzano).

Im Jahr 2006 wurde erstmals der Verdacht des EPO-Gendopings im Rahmen der Ermittlungen um den Leichtathletik-Trainer Thomas Springstein laut. Dieser Fall wird in der WADA Kategorie „Gendoping" (s. Kap. 3.1.7) detailliert dargestellt.

Generell wurde das EPO-Doping in den letzten Jahren durch die Nachweisbarkeit stark eingeschränkt. Auf der anderen Seite erlebte dadurch eine Methode des Blutdopings ihre Wiedergeburt, die seit Ende der 1980er-Jahre, seit dem Beginn des Missbrauchs von EPO, weitgehend aus dem Hochleistungssport verschwunden war: das Eigenblutdoping. Der Ablauf ist hierbei wie folgt: Während des Trainingsprozesses wird Blut (500–750 ml) abgenommen und als Konserve gelagert. Blut ist jedoch nur eine bestimmte Zeit haltbar. Der Sportler kommt also beispielsweise 4 Wochen nach der ersten Blutentnahme wieder. Ihm wird diesmal mehr Blut als beim ersten Mal entnommen (etwa 750 ml-1 l) und gleichzeitig das „alte", gelagerte Blut (500–750 ml) wieder reinfundiert. Aus dieser Methode ergeben sich folgende Vorteile für den Sportler. Zum einen steigt die Menge des gelagerten Blutes an, er ist gleichzeitig nicht so „blutarm" wie bei der ersten Entnahme und kann sein Training „uneingeschränkter" fortsetzten und zum anderen hat er eine neue, „frische" Blutkonserve gelagert. Wird dieser Prozess etwa 2–4 Wochen vor einem Wettkampf zuletzt durchgeführt, kann der Sportler die kleine Menge des entnommen Blutes wieder ausgleichen und sich erholen. Am Tag vor einem Rennen wird ihm dann beispielsweise ein Teil oder die gesamte Menge seines gelagerten Blutes wieder zugeführt. Die Leistungsfähigkeit steigt. Diese Methode bedarf jedoch einigen technischen, finanziellen und logistischen Aufwands. Dieser war einigen Sportlern mehr als 30.000 Euro im Jahr wert (s. Abschnitt zur Fuentes-Affäre in Kap. 3.1.6).

Zusammenfassend kann man sagen, dass Blutdoping bis dato ein Faktum im Sport ist. Eines der aussichtsreichsten Verfahren, den Mitteln und Methoden des Blutdopings, die bisher nicht nachweisbar sind, Herr zu werden, kommt aus Deutschland und wird an der Universität Bayreuth von Herrn Professor Dr. Walter Schmidt und Frau PD. Dr. Nicole Prommer weiterentwickelt. Bei diesem Verfahren ist es unter anderem das Ziel, regelmäßig die Menge des gesamten Hämoglobins (Hämoglobinmasse) im Körper eines Athleten zu erfassen und aus den gesammelten Messwerten über den zeitlichen Verlauf einen Blutpass zu erstellen. Anhand der Entwicklung/des Verhaltens der Blutwerte, die allgemein sehr stabil sind, können dopingrelevante Aussagen gemacht werden. Der Vorteil dieser Methode besteht darin, dass die einzelne Messung schnell und unblutig erfolgen kann. Dazu wird eine definierte Menge Kohlenstoffmonoxid (CO) eingeatmet. Kohlenstoffmonoxid bindet sich dabei an alle Hämoglobinmoleküle im Blut und verdrängt den Sauerstoff. Die Konzentration des ausgeatmeten Kohlenstoffmonoxids wird durch die Bindung stark „verdünnt". Über die Differenz zwischen der eingeatmeten zur ausgeatmeten Menge CO kann die Gesamthämoglobinmenge erfasst werden. Diese wird bei der Bestimmung einer Blutprobe meist nur ungenau ermittelt, da sich feste und flüssige Bestandteile des Blutes unterschiedlich im Körper verteilen. Deshalb ist die aus einer Blutprobe bestimmte Hämoglobinkonzentration (Hb) nur bedingt aussagekräftig, zumal sie noch, durch andere Messfehler und Faktoren bedingt, starken Schwankungen ausgesetzt ist.

Dopingfälle, Besonderheiten und Kuriositäten

Operation Puerto – Fuentes-Affäre

Der Dopingskandal um den spanischen Arzt Eufemiano Fuentes kam 2003/2004 ins Rollen, nachdem der Radprofi Jesus Manzano über flächendeckendes Doping in seinem ehemaligen Team Kelme sowie im gesamten Radsport berichtete. Manzano, der 2003 bei der Tour de France nach eigenen Angaben fast gestorben wäre, als ihm das Hämoglobin-Präparat „Oxyglobin" verabreicht wurde, klagte zudem zahlreiche Sportler anderer Sportarten wie Tennis, Leichtathletik und Fußball an. Im Zentrum des Dopingskandals stand die Radsportmannschaft Liberty Seguros (ehemals ONCE), um die Hauptfiguren Eufemiano Fuentes (damaliger Teamarzt) und Manolo Saiz (sportlicher Leiter des Teams). Im Rahmen einer von der Guardia Civil (spanische Steuerpolizei) durchgeführten Razzia in Fuentes Wohnung wurden zahlreiche Blutbeutel, Dopingmittel und Listen mit Codenamen von Radrennfahrern beschlagnahmt.

Ende Mai 2006 erreichten durch spanische Medien erste Informationen über die Dopingvorwürfe die Öffentlichkeit. In der Folge wurden vor dem Start der Tour de France 2006 etliche Radsportler, darunter die Tour-Favoriten Jan Ullrich, Ivan Basso und Francisco Mancebo, ausgeschlossen. Obgleich eine Liste von über 60 Sportlern mittlerweile bekannt ist, bei denen vom Doping über Fuentes ausgegangen werden muss, haben sich initial lediglich drei Sportler zum Doping oder zumindest des „Vorhabens" bekannt. Dies sind Ivan Basso, Michele Scarponi und Jörg Jaksche.

Dieser Dopingskandal machte für eine breite Öffentlichkeit erstmals die Dimensionen des Dopings im Radsport deutlich. So ist im Rahmen der Ermittlungen bekannt geworden, dass einzelne Sportler mehr als 30.000 Euro pro Jahr für Doping ausgegeben haben. Weiterhin wurde deutlich, wie ausgeklügelt mit Codenamen, Doping-Kurieren und Mittelsmännern gearbeitet wurde. Obwohl neben dem Radsport auch andere Sportarten (vor allem Fußball und Leichtathletik) in den Skandal involviert sind, wurden hier bislang keine Namen von Athleten veröffentlicht, da der Fall „offiziell" noch nicht abgeschlossen ist.

Aktuell muss man die Entwicklungen jedoch mit Skepsis betrachten. So sind von den spanischen Ermittlungsbehörden immer noch nicht alle Unterlagen veröffentlicht worden. Zum Teil wurden auch Listen veröffentlicht, in denen einige der betroffenen Code-Namen erst erkenntlich und mit Namen bezeichnet waren und folgend geschwärzt wurden. Dies betrifft vor allem spanische Sportler. Der Verdacht, dass spanische Sportler durch die Ermittlungsbehörden gedeckt werden, liegt nahe. So wurde der spanische Profi Alberto Contador, der auf den Listen höchstwahrscheinlich als „A.C." abgekürzt ist, bislang nicht belangt. Im Gegenteil, er konnte im Jahr 2007 die Tour de France und 2008 den Giro D'Italia und die Vuelta a España gewinnen. Dabei erklomm er mit bislang unerreichten Geschwindigkeiten die Anstiege der Berge, die selbst Lance Armstrongs' Zeiten im Vergleich schlecht aussehen lassen. Insgesamt zeigen die Ermittlungen einen typischen Verlauf, wenn es um die Aufdeckung von „Doping" geht. Der des Dopings mit dem Fuentes-Skandal überführte ehemalige deutsche Radprofi Jörg Jaksche brachte unlängst Folgendes über die spanischen Verhältnisse zu Protokoll:

„(...) In Spanien konntest du dir die EPO-Spritzen an die Autoscheibe pflastern und es hat dich keiner angehalten. (...) Die Kontrollverhältnisse haben sich dort wohl kaum geändert (...)." (Die Welt 2007)

Bis dato ist der Fall Fuentes nicht abgeschlossen.

Unlängst hat der in den Fuentes-Skandal involvierte Jörg Jaksche Folgendes geäußert:

„(...) Man hat 2006 einen entscheidenden Augenblick verpasst, um einige Köpfe im Radsport auszutauschen. (...) Jetzt wird es weitergehen wie bisher (...)." (Die Welt 2007)

Doping-Affäre Team Telekom

Jef D'hont, ein ehemaliger Pfleger des Radteams Telekom, berichtete in seinem Buch „Memoires van een wielerverzorger" (Erinnerungen eines Radfahrer-Pflegers), das 2006 in den Handel kam, über systematisches Doping im Team Telekom zu seiner Zeit als Betreuer (1992–1996) und initiierte damit eine der größten Dopingenthüllungen überhaupt. In der Folge gaben erstmals zahlreiche Profisportler systematisches Doping zu. Unter den Verdächtigen finden sich auch zwei Tour de France-Sieger, wobei Bjarne Riis (Gewinner 1996) das Doping in vollem Umfang unlängst zugab, während Jan Ullrich (Gewinner 1997) bislang nur Teilgeständnisse ablegte. Als erster im Team gab Bert Dietz EPO-Doping zu und wies am 21.5.2007 bei Reinhold Beckmann dabei ausdrücklich darauf hin, dass er seine Doping-Vergangenheit hauptsächlich aus zweierlei Gründen offenlege:

Zum einen, weil er sich persönlich nicht mehr dem Dilemma aussetzen wolle, seine Doping-Vergangenheit privat wie öffentlich leugnen zu müssen und letztlich vielleicht das Opfer von Enthüllungen zu werden. Zum anderen aber hoffe er, durch sein Eingeständnis deutlich sichtbar zu machen, dass Doping im Radsport eine weit verbreitete Praxis sei. Nur ein radikaler Bruch könne einen Neuanfang für den Radsport ermöglichen. Dieser Neuanfang solle es vor allem den aktiven Fahrern ermöglichen, mit ihrer Doping-Vergangenheit wie -Gegenwart zu brechen. Einzelne Athleten als Sündenbock hinzustellen wäre angesichts einer stillschweigenden Akzeptanz durch eine Mehrheit von Aktiven, Funktionären und Offiziellen sowie der medialen Öffentlichkeit einseitig und ungerecht.

Ihm folgten Christian Henn, Udo Bölts, Erik Zabel, Rolf Aldag, Brian Holm und Bjarne Riis. Im Rahmen dieser Affäre wurde weiterhin erstmals publik, dass eine deutsche Uniklinik einen entscheidenden Beitrag zum Doping leistete. Die sportmedizinische Abteilung der Uniklinik Freiburg, die in Fachkreisen schon des längeren in Sachen Doping verdächtigt wurde, konnte als eine der Bezugsquellen für EPO enttarnt werden. Der Molekularbiologe und Dopinggegner Professor Dr. Werner Franke erstattete in der Folge Anzeige gegen die involvierten Ärzte wegen des Verstoßes gegen das Arzneimittelgesetz und wegen versuchter Körperverletzung. Die rechtlichen Konsequenzen sind für die behandelnden Ärzte weitreichender als für die ehemaligen Doper. Zumindest wurden sie ihrer Ämter und Anstellungen enthoben.

Im Gegensatz dazu haben die meisten ehemaligen Radfahrer, trotz ihrer Geständnisse, keine weiteren Repressalien zu befürchten, da die Vorfälle bereits außerhalb der 8-jährigen Verjährungsfrist für Doping liegen. Die meisten sind mit dem Radsport weiterhin eng verbunden!

Festina-Affäre

Die sogenannte „Festina-Affäre" wird neben dem „Balco-Skandal" als einer der weitreichendsten Doping-Skandale im Sport überhaupt bezeichnet, in dessen Rahmen erstmals die international agierenden Netzwerke des Dopings im Radsport, die Unwirksamkeit der damaligen Dopingkontrollen sowie das Ausmaß des Dopings im Radsport öffentlich wurden. Anstoß zur Affäre gab der damalige Betreuer (soigneur) der Mannschaft Festina, Willy Voet, der unter anderem die Radstars Richard Virenque und Alex Zülle betreute. Bei einer Grenzkontrolle während der Tour de France 1998 wurden bei Voet große Mengen Dopingmittel, darunter hauptsächlich EPO, gefunden. In der Folge wurden die Teams Festina und TVM-Farm Frites von der laufenden Tour de France ausgeschlossen. Auch die spanischen Mannschaften zogen sich aus Protest gegen die Ermittlungsmethoden der französischen Behörden von der Tour zurück.

Während der Prozesse, die vor dem internationalen Sportgericht (CAS) in Lausanne stattfanden, gaben nach anfänglichem Leugnen Alex Zülle, Richard Virenque, Laurent Dufaux, Christophe Moreau, Didier Rous und Laurent Brochard EPO-Doping zu. Alex Zülle erreichte im darauffolgenden Jahr bei der Tour mit dem zweiten Platz im Gesamtklassement das beste Ergebnis seiner Karriere. Das lässt Zweifel an den Auswirkungen dieses Prozesses und somit der Rechtsprechung des Sports aufkommen. Noch zweifelhafter ist, dass bei der Tour 1998, die lange Zeit vor dem Abbruch stand, schließlich der inzwischen an den Folgen seiner Drogenabhängigkeit verstorbene Italiener Marco Pantani gewann. Ein Jahr später wurde Pantani dann selbst wegen eines erhöhten Hämatokritwerts vom Giro d'Italia unter EPO-Verdacht ausgeschlossen.

Professor Dr. Francesco Conconi

Um diesen italienischen Sportwissenschaftler rankt sich eine der größten Dopinggeschichten im Sport. Professor Conconi galt seit den 1970er-Jahren als der führende Trainingswissenschaftler Italiens. Bereits in den 1980er-Jahren experimentierte Conconi mit Bluttransfusionen, besonders erfolgreich im Falle des Stundenweltrekordfahrers Francesco Moser. Anfang der 1990er-Jahre war sein Name eng mit der Leistungssteigerung im Hochleistungssport durch EPO verbunden. Jedoch erst im Jahr 1996, in der Hochzeit des EPO-Missbrauchs, kam durch eine Razzia der Finanz- und Grenzpolizei (Guardia di Finanza) nach dem Prolog des Giro d'Italia das ganze Ausmaß der jahrelangen Machenschaften des Arztes langsam ans Licht. Es wurden über 420 Athletennamen und deren Blutwerte in seinem Computer gefunden. Ohne die Arbeit von Sandro Donati, einem führenden Dopingexperten, wäre dabei ein Großteil der Ergebnisse vermutlich nie an die Öffentlichkeit gelangt, da es politisch-motivierte Verbandsinteressen gab, die einer Aufklärung der Machenschaften entgegenwirkten. Das Verhindern der Veröffentlichung gelang ihnen nicht, jedoch wurden die Anklagen Donatis, die dieser in einem „70.000-Seiten umfassenden Dossier" (Donati-Report) verfasst hatte, darunter Anklagepunkte wie die Bildung einer kriminellen Vereinigung, Urkundenfälschung, Verstoß gegen das Arzneimittelgesetz und Amtsmissbrauch, stark verzögert, sodass der im Oktober 2002 begonnene Prozess wegen Verjährung zurückgewiesen wurde. Obgleich die Anklageschrift gegenüber Conconi und seinen mitangeklagten Mitarbeitern Ilario Casoni und Giovanni Grazzi fallengelassen wurde, äußerte sich die Richterin Franca Oliva bezüglich Conconi wie folgt:

> „Conconi war schuldig. Es ist offensichtlich, dass die Angeklagten über das in ihrem Institut in Ferrara durchgeführte Epo-Doping voll und ganz unterrichtet waren. Die Angeklagten haben über Jahre hinweg die Sportler beim Epo-Doping begleitet und sie durch diese permanente medizinische Kontrolle zum Epo-Doping auch ermuntert."
> (Neue Zürcher Zeitung 2003)

Dr. Michele Ferrari

1997 kamen italienische Fahnder über eine Apotheke auf die Spur des Sport-mediziners Michele Ferrari, einem Schüler Professor Dr. Francesco Conconis. Ein Apotheker beschuldigte den Arzt, Großabnehmer von Dopingmitteln zu sein. Bei den Untersuchungen wurde bekannt, dass „Dottore EPO", wie er auch genannt wurde, zahlreiche Radsportgrößen zu seinen Patienten zählte. Darunter befanden sich die absoluten Stars des Radsports wie Ivan Gotti (Giro d'Italia Gewinner), Abraham Olano (Zeitfahrweltmeister), Tony Rominger (3-facher Sieger der Vuelta) und Laurent Jalabert (Weltmeister, Touretappen- und Klassikersieger). Die in seinen Datenbanken enthüllten Blutdaten zeig-ten große Schwankungen des Hämatokritwertes (Hk) der Fahrer, welcher ein entscheidender Hinweis auf EPO-Doping ist (s. Tab. 1). Nachweislich war der Erfolg des Radteams Gewiss-Ballan im Jahr 1994 zweifelsohne auf die Hilfe Ferraris und dessen Unterstützung mit EPO zurückzuführen. Bereits Dr. Fer-raris Äußerung im April 1994, nachdem drei Fahrer des Gewiss-Ballan Teams beim Radklassiker Flèche Wallonne alle drei Podiumsplätze einnahmen, ist aufschlussreich. Auf die Frage, ob er EPO verschreibe und ob EPO gefährlich sei, antwortete er:

> *„Ich verschreibe kein EPO, aber in der Schweiz kann man zum Beispiel EPO ohne Rezept kaufen und selbst wenn ein Fahrer dies tun würde, würde es mich nicht über-raschen. EPO ändert die Leistung nicht grundlegend (...) EPO an sich ist nicht ge-fährlich. Der Missbrauch ist es. Aber es ist auch gefährlich 10 Liter Orangensaft zu trinken."* (Neue Zürcher Zeitung 2002)

Aufgrund der Enthüllungen musste ihn das Team Gewiss entlassen und der Verband der italienischen Sportmediziner suspendieren. Trotz dieser Vor-kommnisse wurde Ferrari 1999 Berater des Teams U.S. Postal Service, dem auch „Mister Tourminator" Lance Armstrong bis 2005 angehörte. Armstrong war jedoch schon 1995, vor seiner Krebserkrankung, mit Ferrari bekannt. Ende 2001 begann in Bologna der Prozess wegen Sportbetrugs gegen den Arzt. Hauptbelastungszeuge war der aus dem Conconi-Prozess bekannte Sandro Donati. Die meisten Befragten leugneten oder verweigerten jedoch die Aus-sage. Nur wenige sagten aus. Filippo Simeoni gab im Februar 2002 zu Proto-koll, dass Ferrari ihm zwischen 1996 und 1997 EPO und Testosteron sowie Emagel und Albumin zur Senkung des Hämatokritwertes verschrieben habe. Im Oktober 2004 wurde Michele Ferrari wegen Sportbetrugs zu einem Jahr Gefängnis auf Bewährung verurteilt, zudem wurde ihm die Berufsausübung für elf Monate untersagt. Lance Armstrong, der Simeoni als Betrüger und Lügner bezeichnete, bedrängte ihn während der Tour de France 2004 im Rennen so sehr, dass italienische Behörden Ermittlungen wegen Zeugeneinschüchterung gegen Armstrong aufnahmen. Im Dezember 2005 wurde Armstrong wegen Diffamierung Simeonis angeklagt und musste sich deshalb verantworten. Im April 2006 wurde die Anklage allerdings wieder fallengelassen.

Tab. 1   Namensliste mit Hämatokritwerten der Gewiss-Ballan-Fahrer, die im Rahmen der Ermittlungen gegen Dr. Michele Ferrari gefunden wurde (Angaben in Prozent)

Fahrer	15. Dezember 1994	24. Mai 1995	Differenz
Vladislav Bobrik	42,7	53	10,3
Bruno Cenghialta	37,2	54,5	17,3
Christiano Frattini	46	54	8
Alberto Volpi	38,5	52,6	14,1
Ivan Gotti	40,7	57	16,3
Giorgio Furlan	38,8	51	12,2
Nicola Minali	41,7	54	12,3
Mauro Santaromita	41,4	45	3,6
Piotr Ugrumov	42,8	60	17,2
Eugeni Berzin	41,7	53	11,3
Bjarne Riis	41,4	56,6	15,2

Doping – Höhentraining

Eine Besonderheit ergibt sich in der Betrachtung des Höhentrainings. Dieses wird oft als „legales" Doping deklariert, obwohl man es von Mitteln oder Methoden sehr gut abgrenzen kann, die zwar als legal gelten, aber eigentlich als Doping definiert werden müssten (z.B. Koffeingebrauch mit dem Ziel der Leistungssteigerung). Beim Höhentraining ist es das Ziel, durch den Aufenthalt in der Höhe die Bildung von roten Blutkörperchen auf „natürlichem" Wege zu steigern. Man kann deshalb das Höhentraining auch ganz klar von Doping abgrenzen, da es eine „natürliche", physiologische Anpassung des Körpers an die Höhe ist und mit der körperlichen Anpassung an das Training zu vergleichen ist.

Da sich das Höhentraining jedoch erst für einen Zeitraum von etwa 3–4 Wochen als sinnvoll erweist, stellt die Durchführung auf psycho-sozialer Ebene eine große Belastung für den Athleten dar, denn dieser ist zumeist während des Aufenthalts sehr isoliert, was sich negativ auf das Training und die Leistungsfähigkeit auswirken kann. Zudem kann der Athlet in diesem Zeitraum keine Wettkämpfe bestreiten. Das Blutdoping vereinfacht in dieser Hinsicht diesen Prozess enorm.

Tatsache ist, dass der Aufenthalt in Höhentrainingslagern bis heute als Erklärung/Vorwand zur Durchführung und Verschleierung von Blutdoping genutzt wird, da man bei auffälligen Blutwerten stets in gewissem Maße behaupten kann: „Ich war im Höhentrainingslager!"

Eine weitere Besonderheit stellen sogenannte Höhenkammern und -zelte dar. In diesen wird für den Heimgebrauch, unter enormem technischem und pekuniärem Aufwand, eine künstliche Höhenumgebung geschaffen, um so Blutanpassungseffekte vergleichbar mit denen in der „natürlichen Höhe" zu erreichen. Dies stellt jedoch kein Doping dar, da es sich zwar um eine künstliche Umgebung handelt, der angestrebte Blutbildungseffekt aber auf natürliche Anpassungsprozesse zurück zuführen ist.

Verabreichung von Eisen

Einen Grenzfall des Dopings stellt die „künstliche" Applikation von Eisen dar. Solange die Verabreichung in den Muskel (i.m.) und nicht als intravenöse Infusion erfolgt, gilt sie auch jetzt nicht als Doping. Normalerweise wird Eisen über die Nahrung in ausreichender Menge aufgenommen. Ein medizinisch relevanter Mangel besteht meist nur, wenn man sich dauerhaft vegetarisch ernährt oder erhöhte Blutverluste durch chronische oder akute Krankheiten hat. Aber auch radioaktive Strahlung und eine übermäßig starke Zyklusblutung können zu Blutarmut führen, obgleich anzumerken ist, dass viele weibliche Hochleistungssportlerinnen ohnehin durch das intensive Ausdauertraining keine oder eine abgeschwächte Regelblutung haben (sogenannte Amenorrhoe). In den 1970–1980er-Jahren war es im Radsport eine gängige Methode des „Soignierens" (sich Pflegens, im Sinne von Erholen durch Hilfe von Mitteln des Pflegers), sich regelmäßig Eisen verabreichen zu lassen. Die erhoffte Wirkung bestand darin, die Blutbildung und somit die Leistungsfähigkeit mit der zusätzlichen Verabreichung von Eisen zu steigern. Dies ist jedoch nur der Fall, wenn ein Eisenmangel vorliegt. Um ein vielfaches wahrscheinlicher ist, dass der Organismus durch diese Methoden mit Eisen überladen wird. Es gibt ein Krankheitsbild, das mit einer vermehrten und in der Folge krankhaften Speicherung von Eisen einhergeht (sogenannte Hämochromatose). Im Verlauf derselben entwickeln diese Menschen irreparable Organschäden wie Kardiomyopathien (Herzschwäche), Leberzirrhosen (Funktionsverlust der Leber) oder Pankreas-Insuffizienzen (Verlust der Funktion der Bauchspeicheldrüse). Es ist daher anzunehmen, dass Sportler, die diese Methode angewendet haben, eine erhöhte Wahrscheinlichkeit haben, daran zu erkranken und auch an diesen Erkrankungen zu versterben. Der ehemalige niederländische Rad-Profi Peter Winnen berichtet von diesen Praktiken in seinem Buch „Post aus Alpe d'Huez" ausführlich.

Amgen – Tour of California

„Amgen", das Pharmaunternehmen, welches EPO erstmals auf den Markt brachte, einen Teil der Patente bis heute dafür hält und allein mit EPO und seinen Abkömmlingen jährlich ca. 2,5 Milliarden Dollar Umsatz macht (und das seit ca. 25 Jahren), ist der Hauptsponsor der Radrundfahrt „Tour of California"! Dies zeigt deutlich, wie skrupellos der Missbrauch gefördert wird. Es wird nicht einmal versucht, den Schein zu wahren. Es ist für jeden ersichtlich, weshalb „Amgen" sich im Sport engagiert. Prinzipiell kann man sagen, dass die Moral außen vor ist, so lange der Rubel rollt (frei nach Professor Dr. Werner Franke). Man muss sich schließlich um denjenigen kümmern, der einen nährt.

Populärer Irrglaube – Blutarmut bei Ausdauersportlern

Einer der populären Irrtümer ist es, bei Ausdauersportlern von Blutarmut zu sprechen, wenn diese niedrige Hämatokritwerte (auch Hk) aufweisen. Es gibt dabei die verschiedensten Entstehungstheorien. Eine der Theorien beschreibt, dass Läufer vermehrt Blutzellen beim Laufen zerstören, da diese unter ihren Füßen, durch die mechanische Belastung des Aufpralls, förmlich „zerplatzen". Dies ist jedoch nicht bewiesen! Tatsächlich vergrößert sich durch Ausdauerbelastungen das Blutvolumen (Plasma) stärker als die Anzahl der Erythrozyten, sodass der Hk im Verhältnis sinkt und somit eine Blutarmut vortäuscht, obwohl der Sportler über mehr Erythrozyten verfügt als der Nicht-Sportler.

PDM-Affäre oder verdorbene Dopingmittel

Während der Tour de France 1991 mussten plötzlich alle Fahrer des Teams PDM die Tour wegen unklarer Krankheitssymptome aufgeben. Die Gerüchte der Ursachen reichten von einer akute Lebensmittelvergiftung über eine Salmonelleninfektion bis hin zu einem Virusinfekt. Die Teammitglieder Erik Breuking, Sean Kelly und Raul Alcala lagen zum Zeitpunkt der Aufgabe in der Gesamtwertung auf den aussichtsreichen Plätzen (3, 6 und 9). Später wurde bekannt, dass fehlerhaft gelagerte Dopingmittel zu Vergiftungserscheinungen und folgend zur Aufgabe des Teams während der Tour 1991 geführt hatten. Das ganze Ausmaß der Dopingpraktiken bei PDM kam Ende 1995/Anfang 1996 ans Licht der Öffentlichkeit. Die niederländische Steuerfahndung entdeckte bei dem Sportmediziner und ehemaligen Arzt des PDM Rennstalls, Wim Sanders, ein System von schwarzen Kassen. Die nachfolgenden Untersuchungen der Staatsanwaltschaft legten offen, dass Sanders zwischen 1990 und 1995 in verschiedenen Apotheken unter anderem EPO erwarb, um damit die Rennfahrer des PDM-Stalls, lokale Eishockeyspieler und Bodybuilder zu versorgen. Gleichzeitig wurde bekannt, dass PDM eines der ersten Teams im Radsport war, in dem mit EPO „experimentiert" wurde. Dadurch ist nicht nur die Dominanz des Teams Anfang der 1990er-Jahre zu erklären (mit Rudy Dhaenens wurde 1990 ein eher durchschnittlich talentierter Radprofi Weltmeister), sondern wahrscheinlich auch der Tod Johannes Draaijers. Dieser starb sehr wahrscheinlich an den Folgen des Missbrauchs von EPO.

Ende 1999 gingen dann drei ehemalige Radprofis des Teams PDM an die Öffentlichkeit und packten über die Dopingpraktiken im Radsport aus. Dies waren Steven Rooks, Peter Winnen (Buch: Post aus Alpe D'Huez) und Maarten Ducrot. Im Rahmen der Enthüllungen gab der damalige Teamleiter des niederländischen Profi-Radrennstalls PDM, Jan Gisbers, daraufhin zu, dass der ehemalige Leiter des Anti-Doping Labors von Utrecht, Jacques van Rossum, in einer Nebentätigkeit das PDM-Team über den Gebrauch von verbotenen Mittel beriet!

Das Phänomen Lance Armstrong und der USADA-Report

Einem breiten Publikum ist Lance Armstrong aufgrund seiner Hodenkrebserkrankung und seiner jahrelangen Dominanz bei dem größten Radrennen der Welt, der Tour de France, bekannt geworden. So konnte er die Tour zwischen 1999 und 2005 insgesamt sieben Mal in Folge gewinnen. Mit diesem Ergebnis steht er einsam an erster Stelle der Fahrer mit den meisten Gesamtsiegen. Der einzige, der diesen Erfolgen zumindest nahekommt, ist der Spanier Miguel Indurain, der von 1991–1995 fünf Mal in Folge die Tour gewann.

Das besondere an Armstrongs Leistungen war, dass er seine Siege mit absoluter Dominanz sowohl im Zeitfahren als auch auf den Bergetappen errang. Nur selten wurde er selbst „abgehängt". Er und sein Team US-Postal dominierten in dieser Zeit die Tour de France nach Belieben. Diese Dominanz hat immer wieder Dopinggerüchte aufkommen lassen. So arbeitete Armstrong bekanntermaßen mit dem in Sachen Doping bekannten Sportmediziner Dr. Michele Ferrari eng zusammen.

In einem bei der Tour de France 1999, an der er erstmals nach seiner Krebserkrankung wieder teilnahm und gewann, durchgeführten Test, wurde ein „abweichendes" Testergebnis auf Kortikosteroide nachgewiesen, das den Missbrauch von Kortison nahelegt. Mit einem nachträglich eingereichten Rezept konnte ein Dopingfall jedoch vermieden werden.

Im August 2005 berichtete schließlich die französische Sportzeitung L'Équipe, dass in verschiedenen von Armstrong entnommenen Urinproben aus dem Jahr seines ersten Tourerfolgs 1999, die bis dato gelagert worden waren, EPO nachgewiesen worden sei. Dazu muss man wissen, dass für rekombinantes EPO (kurz: rhEPO) bis zum Jahr 2000 kein Nachweisverfahren existierte und der Missbrauch bis zum Jahr 2000 lediglich durch den 1998 eingeführten Hämatokrit-Grenzwert in geringem Maße eingeschränkt wurde. Diese Ergebnisse hatten jedoch keine nachhaltigen Konsequenzen, da es sich lediglich um die B-Probe handelte, und für den Beweis eine A-Probe hätte vorliegen müssen.

Unmittelbar vor der Tour de France 2004 erschien zu diesem Thema das Buch „L.A. Confidential – die Geheimnisse des Lance Armstrong", in dem Armstrong unter anderem von ehemaligen Teamkameraden und dem ehemaligen Sieger der Tour de France, Greg LeMond, des Dopings bezichtigt wurde.

Weder der Fuentes-Skandal im Jahr 2006, noch das Buch „L.A. Confidential – die Geheimnisse des Lance Armstrong" haben zur Aufklärung der Dopinggerüchte um Lance Armstrongs geführt. Es hat letztendlich bis zum Jahr 2013 gedauert, bis Lance Armstrong alle Tour de France-Siege aberkannt wurden und er auf Lebenszeit von der UCI als auch der WTA (World Triathlon Association – Armstrong strebte eine zweite Karriere im Triathlon nach seiner Radkarriere an) gesperrt wurde. Maßgeblich sind diese Ereignisse auf das Engagement von Travis Tygart, dem Geschäftsführer der US-amerikanischen Antidopingbehörde (USADA), zurückzuführen. In dem 200-seitigen Dossier der USADA wird die gesamte Karriere von Armstrong chronologisch in Sachen Doping analysiert und auf Zeugenaussagen unter Eid gestützt. Am Ende steht Armstrong vor dem Scherbenhaufen seiner Dopingsportkarriere!

Von Natur aus gedopt: Schutzsperre Evi Sachenbacher-Stehle

Bei einer Blutprobe im Vorfeld der Olympischen Winterspiele 2006 in Turin wurde bei Evi Sachenbacher-Stehle ein erhöhter Hämoglobinwert von 16,4 g/dl festgestellt. Der Internationale Skiverband (FIS) legt für Frauen einen Wert von maximal 15,9 g/dl fest. Daraufhin wurde eine sogenannte „Schutzsperre" verhängt. Tatsache ist, dass Sachenbacher-Stehle dadurch das 15-km-Jagdrennen verpasste, bei dem sie als eine der Favoritinnen gehandelt wurde.

Der Deutsche Skiverband reichte gegen diese Entscheidung beim Internationalen Sportgerichtshof (CAS) Klage ein, die jedoch abgelehnt wurde. Fünf Tage später, bei einem weiterem Test, lag der Hämoglobinwert wieder unter dem Grenzwert, sodass sie am 4x5-km-Staffelrennen der Damen teilnehmen durfte und dort die Silbermedaille errang.

> Dieser Fall ist sehr schwer zu beurteilen. Der auffällige Wert legt zunächst einmal Blutdoping nahe. Auffällig ist auch, dass sich der Hb-Wert innerhalb von 5 Tagen „normiert" hatte. Auf der anderen Seite muss man jedoch abwägen: So gibt es nachweislich Sportler, die genetisch-bedingt eine erhöhte Erythrozytenanzahl haben und daraus zweifelsohne einen Teil ihres „Leistungsvorteils" gegenüber anderen Athleten ziehen. Man könnte auch sagen, dass diese Sportler „von Natur aus gedopt" sind. So ist auffällig, dass sich ein Großteil der Athleten von Ausdauerdisziplinen nahe an den erlaubten Grenzwerten für Hämoglobin bewegt. Hierbei sollte jedoch bedacht werden, dass eine kontinuierliche Anwendung von Blutdopingmethoden, gleichfalls zu solchen konstant hohen Werten führt. Es ist zunächst schwierig, zu unterscheiden, ob Blutdoping oder eine genetisch-bedingte Ursache vorliegt.

> Eine genetische Ursache kann jedoch bestimmt werden, indem die Blutwerte naher Verwandter (d.h. Eltern, Großeltern und Geschwister) überprüft werden.

So konnten bei Jens Filbrich, einem deutschen Skilangläufer, und seiner Familie durchweg hohe Hb-Werte nachgewiesen werden. Deren Werte können theoretisch zwar auch künstlich erhöht werden. Der Aufwand, der dafür betrieben werden müsste, steht jedoch in keinem Verhältnis. Die Wahrscheinlichkeit ist somit als sehr gering einzuschätzen. Über ein solches Nachweisverfahren kann bei der WADA eine Ausnahmeregelung beantragt werden, in der einem ein Sonderstatus zugesprochen wird, sodass man dennoch an Wettkämpfen teilnehmen kann.

Tour de France 2008

Nach den Dopingenthüllungen der letzten Jahre steht der Radsport wie kaum eine andere Sportart vor dem endgültigen Verlust der Glaubwürdigkeit. Auch wenn man vor der Tour 2008 hoffen konnte, dass durch die verschärften und zielgerichteteren Kontrollen im Vergleich zu Vorjahren einiges zum Thema Doping getan wurde, war der Generalverdacht immer noch präsent. Als die beiden Italiener Riccardo Ricco und Leonardo Piepoli, die bereits im Vorfeld der Tour durch auffällige Blutwerte unter Dopingverdacht standen, schließlich des CERA-Dopings überführt wurden, war der Gau perfekt.

Bei CERA (Continuous Erythropoietin Receptor Activator) handelt es sich um ein EPO-Präparat der sogenannten „3. Generation". Das heißt, CERA ist im Vergleich zum „Standard-EPO" gentechnisch soweit verändert, dass es eine längere Halbwertszeit und eine höhere biologische Aktivität im Körper besitzt. Bereits geringste Mengen von CERA reichen für die Bildung und Reifung von Erythrozyten. Dieses Präparat, von dem seit der Razzia „Oil for Drugs", einer großangelegten Razzia in 29 Provinzen Italiens im Jahre 2004, angenommen wurde, dass es verbreitet missbraucht wird, war bislang nicht nachweisbar. Im Oktober 2008 wurde zudem bekannt, dass der deutsche Radprofi Stefan Schumacher nachträglich ebenfalls des CERA-Dopings überführt werden konnte. Schumacher hatte bei der Tour überraschend die beiden Zeitfahren gewonnen.

> Angesichts dieser Entwicklungen kann man die Entscheidung der Telekom-Verantwortlichen verstehen, die das T-Mobile-Team am Jahresende 2007 mit der Begründung auflösten, „(...) dass man zukünftig weiterhin ein massives Dopingproblem im Radsport sehe und dies nicht mit dem Firmenimage zu vereinen sei. (...)"

Der Fall Claudia Pechstein

Im Juli 2009 wurde bekannt, dass bei der 5-fachen Eisschnelllauf-Olympia-siegerin Claudia Pechstein im Rahmen einer Reihe von Blutproben bei den Mehrkampf-Weltmeisterschaften im Februar 2009 in Hamar ungewöhnliche Blutwerte aufgefallen waren. So lag der Retikulozytenanteil (Vorläuferzellen der roten Blutkörperchen) bei den Proben mit 3,5 Prozent um 1,1 Prozent-punkte über dem von der ISU (International Skating Union) festgelegten Höchstwert. Aufgrund dieser auffälligen Werte wurde Pechstein des Blut-dopings bezichtigt und von der ISU für zwei Jahre gesperrt. Um eine Aufhe-bung der Sperre zu erreichen klagte Pechstein vor dem Internationalen Sport-gerichtshof CAS, der jedoch die Sperre bestätigte. Pechstein legte gegen die-sen Beschluss Einspruch ein und bekam vom Schweizer Bundesgericht am 8. Dezember 2009 das Recht zugesprochen, in Salt Lake City starten zu dür-fen, um sich dort für die Olympischen Spiele in Vancouver qualifizieren zu können. Dort verfehlte sie jedoch die Qualifikationsnorm. Am 15. März 2010 bescheinigten Mediziner der Deutschen Gesellschaft für Hämatologie und Onkologie (DGHO) Claudia Pechstein eine seltene, vererbte Blut-Anomalie. Demnach leide sie an einer milden Form der Kugelzellenanämie (Sphärozy-tose), die für die veränderten Blutwerte verantwortlich gemacht werden kann. Aus medizinischer Sicht sei die Sperre daher haltlos. Am 28. September 2010 wies das Schweizerische Bundesgericht den Revisionsgesuch Pechsteins ab und bestätigte damit die Sperre des CAS. Im Weiteren gab es zahlreiche Revisionen des Falls als auch neue Aspekte. Zuletzt scheiterte eine Schadens-ersatzklage von Pechstein 2014 gegen den Eislauf-Weltverband ISU und die Deutsche Eisschnelllauf-Gemeinschaft (DESG) vor dem Münchener Landge-richt. Besonderheit hat dieses Urteil in der Hinsicht, als dass die verantwort-lichen Richter die Athletenvereinbarung im Rahmen der Sportgerichtsbar-keit für unwirksam erklärten und damit das System infragestellen.

Der Fall Pechstein stellt einen Präzedenzfall dar:

Erstmals in der Geschichte wurden auffällige Testwerte, die einen Gebrauch von Dopingmitteln sehr wahrscheinlich machen, als Grundlage für eine Do-pingsperre herangezogen. In Verbindung mit dem Blutpass-Modell aus Bay-reuth gilt der „indirekte" Nachweis in Sachen Blutdoping als die wirkungs-vollste Methode, dem Missbrauch von Blutdopingmethoden und -substanzen Herr zu werden.

Dieser Fall zeigt abermals exemplarisch die Lücken sowohl der Verbandstrukturen (hier ISU, Internationale Eislaufunion) als auch der Sportgerichtsbarkeit. Entscheidungen des obersten Internationalen Sportgerichtshofes (CAS) reichten nicht aus, um in eindeutigen oder hochverdächtigen Dopingfällen entsprechende, rechtsgültige Sperren und Strafen aussprechen zu können. Auf der einen Seite wird von vielen im Sport involvierten Personen gefordert, die sportrechtliche Autonomie nicht zu gefährden, um dopende Sportler rechtlich nicht mit Straftätern gleichzusetzen. Auf der anderen Seite zeigen solche Fälle jedoch, wie dopende Sportler die Grundrechte ausnutzen, um Verbandssperren zu umgehen. In diesem Fall wurde vor dem Bundesgericht Revision eingereicht, sodass Frau Pechstein trotz Dopingverdachts der Start für ein Olympiaqualifikationsrennen ermöglicht wurde. Dass dies maßgeblichen Einfluss auf die Einstellung anderer Sportler in Sachen Doping hat, bleibt außen vor. Gerade solche Entscheidungen sind es, die aufstrebende Sportler bekräftigen, Doping für sich zu legitimieren. Frei dem Motto: Ich betrüge niemanden. Die anderen tun es auch!

Retikulozyten sind unreife Vorläuferzellen von roten Blutkörperchen. Sie werden in der Medizin als Marker für die Blutbildung verwendet. Erhöhte Werte finden sich z.B. bei Menschen mit chronischen Blutungen, Blutbildungsstörungen und Höhenbergsteigern, aber auch bei Sportlern, die Substanzen missbrauchen, welche die Blutbildung fördern (EPO u.a.). Im Fall Pechstein konnte zweifelsfrei nachgewiesen werden, dass sie unter einer Form der Kugelzellänamie leidet. Es konnte jedoch nicht bewiesen werden, dass die erhöhten Retikulozytenzahlen Folge dessen sind.

So führt Professor Dr. med. Lothar Thomas (Frankfurt/M.) im Deutschen Ärzteblatt Folgendes an:

> „(...) eine Erklärung könnte die Messtechnik sein. Die Internationale Eislaufunion (ISU) verwendet das Advia-Hämatologiesystem von Siemens. Bei diesem Verfahren werden Erythrozyten und Retikulozyten von der Diskus- in die Kugelform überführt. Zur Messung der Retikulozyten werden diese und die Erythrozyten mit dem Detergens Natriumdodecylsulfat (SDS) aufgekugelt und die RNA der Retikulozyten mit einem Farbstoff markiert. Erythrozyten und Retikulozyten werden dann in einem gemeinsamen Kanal gemessen und der Anteil der angefärbten Retikulozyten an der Gesamtzellzahl ermittelt. Auch ein kleiner Teil von Erythrozyten enthält noch RNA. Durch den Aufkugelungsprozess dringt Farbstoff in Erythrozyten und wenn diese noch RNA enthalten, werden sie als Retikulozyten erfasst (...).“ (Zylka-Menhorn u. Siegmund-Schultze 2010)

Das sei eine Ursache dafür, dass die Retikulozytenzahl am Advia-Gerät höher ist, als bei anderen Blutanalysen, zum Beispiel dem Sysmex-Gerät, das die Welt-Antidopingagentur (WADA) empfiehlt. „Nur das Advia-System verwendet SDS", betonte Thomas. Die Schwankungen der Retikulozytenzahl auf hohem Niveau bei Claudia Pechstein könnten, so Thomas, auf einem bei hereditärer Sphärozytose nicht ausreichend zuverlässigen Verfahren zur Bestimmung der Retikulozyten beruhen.

Professor Dr. rer. nat. Fritz Sörgel, Dopingexperte und Leiter des Instituts für Biomedizinische und Pharmazeutische Forschung in Nürnberg, meint zum Fall Pechstein Folgendes:

> „(...) die bei Pechstein diagnostizierte leichte Form der Sphärozytose erklärt in keiner Weise die teilweise stark erhöhten und erheblich schwankenden Retikulozytenwerte, (...) die bei der Eisschnellläuferin festgestellten Konzentrationen des Hämoglobins lägen nur um wenige Prozent über denen, die sein Team bei 300 jungen, gesunden Probanden gefunden habe, (...) hier wird ein grenzwertiger Befund hochstilisiert zur Ursache für einen teilweise deutlich erhöhten und schwankenden Verlauf der Retikulozytenwerte. Ich kann da keine kausale Beziehung erkennen (...). Es ist hier nicht das oft vermutete EPO als mögliches Mittel einer unerlaubten Leistungssteigerung zu diskutieren, sondern andere verbotene Substanzen, zum Beispiel der Insulin-like-Growth-Faktor 1, oder unbekannte Substanzen oder geschickte Substanzkombinationen. Aber das können jetzt nur noch staatsanwaltschaftliche Ermittlungen klären, ein Labornachweis ist nicht mehr möglich." (Zylka-Menhorn u. Siegmund-Schultze 2010)

Zudem betonte er die Wichtigkeit der künftigen Zusammenarbeit von Pharmakologen und Hämatologen bei indirekten Nachweisverfahren.

3.1.7 Gendoping

Definition/Einführung

Der eukaryontische Organismus (z.B. der Mensch) ist ein Wunderwerk der Komplexität: Es existieren vielfältige Rückkopplungsschleifen sowie Wechselwirkungen. Hinsichtlich der Genaktivität lässt sich auf zellulärer Ebene für jedes zu synthetisierende Protein Folgendes festhalten:

Das entsprechende Gen muss in den richtigen Zellen, in adäquater Menge und zum richtigen Zeitpunkt exprimiert werden. Sind diese Bedingungen gleichzeitig erfüllt, sind die Voraussetzungen gegeben, ein funktionelles Ganzes zu erhalten.

Zum gegenwärtigen Zeitpunkt ist eine exakte Kontrolle dieser Parameter im Rahmen der Gentherapie noch nicht gewährleistet wie selbst die „erfolgreicheren" Beispiele aus der Gentherapie zeigen. Dennoch muss anhand der kürzlich im Rahmen von Studien verkündeten Erfolge von einem Missbrauch bereits ausgegangen werden.

Von der WADA wird das Gendoping als „nicht-therapeutischer Gebrauch von Zellen, Genen und genetischen Elementen sowie die Beeinflussung der Genexpression, mit der Möglichkeit die Leistungsfähigkeit zu steigern", definiert.

In Bezug auf die Beeinflussung der Genexpression (Beeinflussung der Aktivität von Genen) überschneidet sich die Definition mit der klassischen Pharmakologie, da seit längerem bekannte Arzneistoffe gleichfalls die Genexpression beeinflussen (wie anabole Steroidhormone oder Glukokortikoide).

Beispielsubstanzen

- **EPO Gendoping/Blutdoping:** Repoxygen, FG-2216
- **Myostatin-Antikörper:** Stamulumab („MYO-029")
- **Stoffwechselaktivatoren:** PPARδ-Agonisten (Peroxisom Proliferator Activated Receptor δ, z.B. GW 1516) und AMPK-Agonisten (PPARδ-AMP-activated protein kinase, z.B. AICAR – Aminoimidazole carboxamide Ribonucleotide)

Wirkung/Nebenwirkungen

Um das Thema Gendoping und die damit verbundenen Probleme und Risiken zu verstehen, ist ein kleiner Exkurs in die Gentechnologie nötig:

Die Zellen unseres Organismus enthalten fast alle DNA (zu Deutsch: DNS – Desoxyribonukleinsäure). Davon ausgenommen sind lediglich wenige Zellen wie Erythrozyten (rote Blutkörperchen) und Thrombozyten (Blutplättchen). Die DNS jeder Zelle enthält dabei den gesamten Bauplan des Organismus. Auf der DNS gibt es Abschnitte, die bestimmte Eigenschaften festlegen/kodieren (zum Beispiel für die Struktur eines Enzyms, welches den Stoffwechsel beeinflusst). Abschnitte, die bestimmte Eigenschaften kodieren, werden als Gene bezeichnet (s. Abb. 2a). Es gibt jedoch auch Abschnitte, die keine bekannten Funktionen besitzen sowie Abschnitte, die der Regulation von Genen dienen (sogenannte „Enhancer- und Silencerelemente"). Dies sind Abschnitte auf der DNS, an die sich bestimmte Mediatoren (z.B. Hormone) binden können und darüber die Aktivität eines Gens beeinflussen. Das Ziel der Gentechnologie besteht zunächst in der Identifikation von Funktionen einzelner Gene. Im Folgenden sollen diese dann gezielt direkt oder indirekt beeinflusst werden. Dies geschieht z.B. mit der sogenannten Transfektion (Übertragung eines Gens in die DNS eines anderen Organismus). Das Gen, welches auf einen anderen Organismus übertragen werden soll, muss aus der DNS dann zunächst isoliert und in der Folge vermehrt werden. Die Vermehrung des Gens geschieht mit der Polymerasekettenreaktion (PCR), einem Verfahren bei dem innerhalb kürzester Zeit die gesamte DNS oder einzelne Gene stark vermehrt werden können. Die vermehrten Gene werden dann auf einen Vektor übertragen (s. Abb. 2b). Ein Vektor ist ein Transportmittel. Er transportiert dabei das Gen in einen anderen Organismus. Bekannte Vektoren sind Plasmide (das ist eine ringförmige Form von DNS, die in Bakterien vorkommt) und Phagen (dies sind die „Viren" der Bakterien). Phagen infizieren Bakterien und können dadurch Gene zwischen Bakterien austauschen, sodass diese neue Eigenschaften erhalten. Über diesen Weg werden zum Beispiel Antibiotika-Resistenzen zwischen Bakterien weitergegeben.

Der Vektor mit der DNS bzw. dem Gen wird dann in den Zielorganismus übertragen. Das Gen muss sich dann vom Vektor lösen und in die DNS im Fremdorganismus integriert werden. Die Prozesse sind in ihren exakten molekularbiologischen Abläufen teilweise noch erstaunlich schlecht verstanden (s. Abb. 2c). Das eingeschleuste Gen vermehrt sich dann mit der Replikation der DNS. Das Problem ist, dass jedes Gen an sich funktionslos ist, so lange es nicht aktiviert wird. Erst nach der Aktivierung werden Eiweiße wie z.B. Hormone gebildet, die Aufgaben im Organismus übernehmen.

Die Schwierigkeiten der Gentherapie oder des Gendopings bestehen unter anderem darin, die Aktivität der Gene zu steuern. Generell sind Gene, bei denen durch einen Defekt ein Mangel vorliegt (z.B. Hormonmangel), leichter zu ersetzen bzw. zu beeinflussen als solche, bei denen es um die Beeinflussung feiner Regulationsvorgänge geht. Dies wird an den zwei dopingrelevanten gentherapeutischen Ansätzen deutlich.

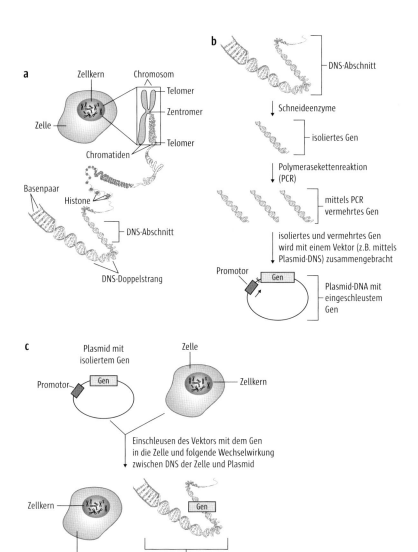

Abb. 2   a) Zelle mit Darstellung der chromosomal-gebundenen DNS; b) Amplifikation
(Vermehrung eines Gens mittels PCR) und nachfolgende Integration in einen Vektor
(bakterielle Plasmid-DNS); c) Einschleusung der Plasmid-DNS in die Zelle mit folgender
Wechselwirkung mit der DNS. Das auf dem Vektor „transportierte" Gen wird in
die Ziel-DNS eingeschleust.

Beim Myostatin ist es das primäre Ziel dessen Aktivität zu senken, um den Muskelaufbau zu steigern. Dieser Ansatz ist gentherapeutisch „einfacher" umzusetzen als die vergleichsweise „feine" Regulation der Blutbildung, da diese von einem ständigen Wechsel von Aktivität und Hemmung der EPO-Bildung abhängt. Die gentherapeutischen Ansätze des EPO-Dopings mit dem Präparat „Repoxygen" wurden aufgrund dieser Probleme zunächst wieder verworfen, während es für Myostatin bereits Präparate in der Tierzucht gibt.

Problematisch ist weiterhin, dass viele Erfolge der Gentherapie bislang nur in den Modellsystemen Hund, Maus oder Affe erzielt wurden (in sogenannten präklinischen Studien der Phase 0). Die Erfahrung zeigt jedoch, dass die Übertragung von Ergebnissen der transgenen Labortiere nicht immer auf den Menschen möglich ist. Die beim Doping übliche Praxis des „Selbstexperiments" mit nicht zugelassenen gentherapeutischen Substanzen hat unvorhersehbare Folgen. Sollten wie in der Anfangszeit des EPO-Dopings ungeklärte Todesfälle auftreten, ist dies spätestens als alarmierendes Zeichen zu werten.

Medizinische Verwendung

In Zukunft ist davon auszugehen, dass zahlreiche Erkrankungen, die aufgrund eines einzelnen genetischen Defekts verursacht werden, behandelt werden können. Hierbei muss jedoch differenziert werden. So werden zum Beispiel am Down-Syndrom Erkrankte von der Gentherapie wahrscheinlich weniger profitieren können, da die Ursache der Erkrankung einer komplexen Fehlentwicklung unterliegt und nicht in der fehlerhaften Funktion eines Gens seinen Ursprung hat. Im Gegensatz dazu, werden Menschen mit Stoffwechselproblemen oder Entwicklungsstörungen, die zum Beispiel durch einen einzelnen Gendefekt verursacht werden, von der Gentherapie enorm profitieren können. Dies betrifft zum Beispiel Menschen mit Laktoseintoleranz (Unverträglichkeit von Milchzucker). Hier ist der Mensch bei der Geburt an sich „gesund". Im weiteren Leben können Milchprodukte durch die fehlende enzymatische Verarbeitung des Milchzuckers nicht verdaut werden. Es kommt zu Durchfall, Blähungen bis hin zur Mangelernährung. Entsprechende Nahrungsmittel müssen gemieden werden oder können nur in geringer Menge verzehrt werden. Durch die gezielte Beeinflussung von einzelnen Genen kann die Konzentration von Lactase (Milchzucker-spaltendes Enzym) erhöht werden.

Um die derzeitigen Erfolge der Gentherapie und die daraus abzuleitenden Missbrauchsmöglichkeiten im Sport zu verdeutlichen, sollen die folgenden zwei Beispiele angeführt werden:

Beispiel 1: Das US-amerikanische Pharmaunternehmen Medgenics arbeitet an der Entwicklung einer sogenannten „Biopumpe". Bei dieser wird Patienten eine kleine Gewebeprobe unter lokaler Betäubung der Haut entnommen. Dieses so gewonnene „Mikroorgan" wird anschließend mittels eines Virus mit dem EPO-Gen transfiziert. Die auf diese Weise genetisch veränderten Zellen produzieren dann das Hormon EPO. Das „Mikroorgan" wird schließlich zurück in den Patienten transplantiert. Nach Angaben durch Medgenics bleibt die Funktion dieser Biopumpe schon jetzt über einen Zeitraum von 6 Monaten erhalten. Im März 2009 berichtete Medgenics von erfolgreichen Ergebnissen einer Phase-I/II-Studie. Danach lebte ein Patient bereits seit 11 Monaten ohne jegliche externe EPO-Zufuhr.

Beispiel 2: Unter Dialysepatientin, die auf eine regelmäßige Gabe von EPO angewiesen sind, gibt es ca. 5 bis 10%, bei denen die Blutbildung (Erythropoese) trotz Behandlung mit hochdosierten EPO-Präparaten nicht anspricht (sogenannte EPO-Hyporesponsivität). Die Ursache liegt hierfür in einer erhöhten Bildung des Eiweiß SHP-1. Bei diesem handelt es sich um ein Eiweiß-spaltendes Enzym (Protein-Phosphatase), welches die Reifung von Vorläuferzellen zu Erythrozyten verhindert. Eine japanische Forschergruppe konnte zeigen, dass durch das Einschleusen von Antisense-RNA in Vorläuferzellen, die zuvor aus EPO-hyporesponsiven Dialysepatienten isoliert wurden, dieser Hemmvorgang unterdrückt werden konnte.

Die so behandelten Vorläuferzellen setzten in der Folge den durch EPO gesteuerten Reifungsprozess fort.

Applikationsform (Art der Anwendung)

Die Applikation der Gene auf oder in den Vektoren erfolgt vornehmlich subkutan (unter die Haut) bzw. intramuskulär (in den Muskel), inhalativ und intravenös.

Geschichtliches

Gendoping und Gentherapie sind neue Felder der Medizin und des Missbrauchs. Über Missbrauchsfälle ist bislang wenig bekannt. Der Ansatz eines Versuchs wurde bei dem Leichtathletiktrainer Thomas Springstein im Rahmen von Dopingermittlungen mit der Substanz „Repoxygen" festgestellt. Weiterhin wurde im Zusammenhang mit den Präparaten „AICAR" und „GW1516" erstmals im Jahr 2008 ein mögliches Missbrauchspotenzial beschrieben.

Angesichts der letzten Fortschritte ist von einem Missbrauch jedoch auszugehen. Sollte es jedoch in naher Zukunft zu ungeklärten Todesfällen wie im Radsport Ende der 1980er-Jahre durch die Unkenntnis der Handhabung von EPO kommen, muss man spätestens hellhörig werden.

Dopingfälle, Besonderheiten und Kuriositäten

Die Gentherapie und auch das Gendoping werden in Zukunft mit hoher Wahrscheinlichkeit sowohl die Therapiemöglichkeiten in der Medizin als auch die Ausmaße des Dopings neu definieren. Betrachtet man die enormen Fortschritte der letzten 10 Jahre, kann man davon ausgehen, dass Gendoping schon aktuell im Sport missbraucht wird. Berücksichtigt man den Sachverhalt, dass mit THG ein Designer-Steroid missbraucht wurde, dessen Nebenwirkungen gar nicht erst untersucht und daher völlig unkalkulierbar waren, lässt sich eine vergleichbare Vorgehensweise auch für das Gendoping erwarten. Es wird sich zeigen, inwiefern Menschen/Sportler bereit sind, an diesem Humanexperiment teilzunehmen.

AICAR – Aminoimidazol-Carboxamid-Ribonukleosid und GW1516

Im Zusammenhang mit den Fabelweltrekorden bei den Olympischen Spielen von 2008 ist die Rede von dem Präparat AICAR. Bei diesem handelt es sich um einen Wirkstoff der zentrale Stoffwechselabläufe im Organismus von Eukaryonten (Säugetiere gehören zu den Eukaryoten) beeinflusst. AICAR wirkt nachweislich agonistisch auf die sogenannte „AMP-aktivierte Proteinkinase" (AMPK). Diese kann als Masterregulator im Metabolismus (Eiweiß-, Fett- und Kohlenhydratstoffwechsel) verstanden werden. Bei Mäusen konnte im Experiment durch die Gabe von AICAR die Ausdauerleistungsfähigkeit gesteigert werden. Verabreichte man AICAR zusammen mit GW1516 konnte die

Leistungsfähigkeit nochmals gesteigert werden. Die getesteten Mäuse konnten so 60–75% länger und weiter laufen. GW1516 beeinflusst einen weiteren entscheidenden Masterregulator im Stoffwechsel. So wirkt GW1516 agonistisch auf den PPARδ-Rezeptor, einem Rezeptor der PPAR-Familie (Peroxisome Proliferative Activated Receptor). Diese Rezeptorfamilie vermittelt verschiedenste Prozesse im Fettstoffwechsel. Der Großteil der Funktionen ist jedoch immer noch größtenteils unbekannt.

Besonders bemerkenswert in diesem Zusammenhang ist, dass diese Präparate nicht nur bei Mäusen die Leistung steigerten, die trainierten, sondern dass auch unabhängig vom Training Leistungssteigerungen von über 40% gemessen wurden.

FG-2216 oder Stabilisierung des Hypoxie-induzierten Faktors (HIF)

Das US-amerikanische Unternehmen FibroGen arbeitet an der Entwicklung eines Medikaments mit der Bezeichnung „FG-2216". Dieses ist in die Kategorie „Modulation der Genaktivität" einzuordnen. Hierbei wird die Stabilität eines Transkriptionsfaktors beeinflusst. Die Substanz hemmt die Funktion des Enzyms Prolylhydroxylase (einem Enzym), das für den Abbau des „Hypoxie-induzierten Faktors" (HIF) verantwortlich ist. Durch die so erreichte HIF-Stabilisierung/Anreicherung wird das EPO-Gen überexprimiert. Das Präparat befindet sich derzeit in der klinischen Erprobung. Das Missbrauchspotenzial dieser Substanz ist unter der Berücksichtigung dieser Sachlage als außerordentlich hoch einzustufen.

Aussichten

Betrachtet man die von der WADA geförderten Projekte, lässt sich Folgendes zusammenfassen:

Die Projekte dienen im Wesentlichen dazu herauszufinden, ob der theoretische Ansatz des Gendopings praktikabel ist. Es werden jedoch nur Teilbereiche bearbeitet (z. B. Manipulationen bei der Synthese von Epo). Viele Projekte sind nicht speziell auf Gendoping fokussiert, sondern schließen genetische Manipulationen mit ein. Dies verdeutlicht, dass es den „**TEST**" für Gendoping nicht geben wird.

Die Zusammenfassung der Ergebnisse macht deutlich, dass die Erkenntnisse in „absehbarer Zeit" nicht zu einem direkt einsatzfähigen Doping-Test führen werden. Die Entwicklung von Routine-Tests wird, wenn überhaupt möglich, noch Jahre in Anspruch nehmen. Es ist davon auszugehen, dass bereits zugelassene therapeutische Strategien und Medikamente zum Missbrauch eingesetzt werden. Die Erfahrungen in den 1990er-Jahren mit gentechnisch hergestellten rekombinanten Proteinen (wie dem Wachstumshormon oder Erythropoetin) können wahrscheinlich direkt übertragen werden. Um abschätzen zu können, welche Gendoping-Strategien zur Anwendung kommen, ist es daher sinnvoll und notwendig, die aktuellen Entwicklungen der Pharmaindustrie sorgfältig zu beobachten. Diese Vorgehensweise wird im Rahmen der Doping-Prävention zukünftig eine entscheidende Rolle spielen. Betrachtet man in der Entwicklung befindliche pharmazeutische Produkte bzw. therapeutische Strategien, zeigt sich bereits zum jetzigen Zeitpunkt, dass die Zahl fast unüberschaubar ist.

Die Voraussetzungen für die Durchführung des „individuellen Gendopings" sind schon jetzt vorhanden. Eine Vielzahl von Biotechnologie-Unternehmen bietet die Konstruktion von zum Gendoping geeigneten Verfahren sowie entsprechende Bausätze (englisch: *Kits*) an. Die Konstruktion derartiger Vektoren und Moleküle ist im heutigen Forschungsbetrieb Routine. Die Frage, ob diese Verfahren bei einer Zelle, einem Versuchstier oder aber einem Menschen durchgeführt werden, mag aus ethischer Sicht einen gewaltigen Unterschied darstellen. Aus technischer Sicht sind die Unterschiede gering. Ob die unkalkulierbaren und unverantwortbaren Risiken für den Probanden eingegangen werden, kann jetzt schon mit „JA" beantwortet werden. Die bisherigen Erfahrungen im Doping haben gezeigt, dass potenzielle Nebenwirkungen kein Hemmnis für die Anwendung sind. Theoretisch ist es schon jetzt denkbar ein maßgeschneidertes Doping-Kit in wenigen Tagen zu konstruieren und auch zu modifizieren. Die Ausmaße des möglichen Missbrauchs mit allen seinen Konsequenzen lassen sich schon jetzt erahnen.

3.1.8 Pharmakologische, chemische und physikalische Manipulationen
Definition/Einführung

Unter der pharmakologischen, chemischen und physikalischen Manipulation versteht man, die Manipulation von Dopingproben, den Versuch der Manipulation, die Veränderung von Blut- und Urinproben sowie -werten, die die Grundlage von Kontrollen sind. Allgemein bekannt sind zum Beispiel die Einspritzung von Fremdurin in die Blase, die Beeinflussung der Urinausscheidung durch Pharmaka, die Beeinflussung des Verhältnisses von Testosteron zu Epitestosteron, Plasmaexpander und Infusionen zur Verschleierung von Methoden des Blutdopings.

Beispielsubstanzen/-methoden

- **Anabolikamissbrauchsverschleierung:** Proteasen (z.B. Waschmittelkugeln werden in die Urinprobe gegeben), Probenecid
- **Plasmaexpander:** Albumin, Dextran, Hydroxyethylstärke (HAES), Mannitol
- **intravenöse Infusion:** generell verboten, außer unter medizinischer Indikation (Notfall)

Wirkung/Nebenwirkungen

Diuretika können durch den beschleunigten Urinfluss Dopingsubstanzen vermehrt ausscheiden, sodass diese nicht mehr nachweisbar sind oder deren Konzentration unter den Nachweisgrenzen liegt. Im Gegensatz dazu, kann Probenecid zu einer verzögerten Ausscheidung von Dopingsubstanzen über den Urin, vor allem von Anabolika, führen.

Plasmaexpander wie Albumin, Dextran, Hydroxyethylstärke verändern die Volumenzusammensetzung des Blutes, indem sie intravenös verabreicht, Wasser (Flüssigkeit) aus dem Gewebe ins Blut befördern. Über diese Wege kann der Anteil der festen, im Verhältnis zu den flüssigen Anteilen des Blutes, gesenkt werden (Hämatokritwert oder Hk sinkt) und die Mikrozirkulation verbessert sich (kleine Gefäße werden besser durchblutet). Der Hk war zeitweise Grundlage von Nachweisverfahren. So ist bekannt, dass während der Tour de France 1998, als erstmals eine Grenze von 50 für den Hämatokrit festgelegt wurde, sich die Sportler vor den zu erwartenden Dopingtests, Infusionen und Plasmaexpander zur Senkung des Hämatokrits verabreichten, um damit den EPO-Missbrauch zu verschleiern. Zur gleichen Zeit der Einführung des Grenzwertes von 50 wurde jedoch von den Offiziellen damals auch die Zeit, die zwischen dem Ende des Rennens/der Etappe und der Dopingkontrolle lag, auf eine halbe Stunde verlängert. Man kann vermuten, dass dies mit dem Ziel verfolgt wurde, den Sportlern ausreichend Zeit zu geben, um ihre Blutwerte den Kontrollen anzupassen, um damit weitere Dopingskandale zu vermeiden, was bei der Tour 1998 jedoch trotzdem misslang (s. Abschnitt zur Festina-Affäre in Kap. 3.1.6).

Sehr bekannt sind weiterhin Fälle von Manipulationen am Urin selbst als auch bei der Abgabe desselben. So werden/wurden zum Beispiel Katheter mit Fremdurin in den Anus eingeführt oder körperfremder Urin in die Blase eingespritzt, um diesen bei der Kontrolle abzugeben. Bekannt ist auch die Zugabe von Waschmittelkugeln zur Urinprobe während der Probenabgabe. Diese enthalten Proteasen (Eiweiß spaltende Enzyme), wodurch zum Beispiel der Anabolika- und EPO-Missbrauch verschleiert werden kann.

Medizinische Verwendung

Die medizinische Verwendung von Diuretika und Anabolika (z.B. Testosteron) wurde bereits in den entsprechenden Untergruppen erläutert. Die Gruppe der Plasmaexpander wie Albumin, Dextran, Hydroxyethylstärke und Mannitol dienen allgemein als Notfallmedikament bei hohen Blutverlusten und/oder zur Kreislaufstabilisierung. Mannitol wird zur Hirndrucksenkung verabreicht.

Applikationsform (Art der Anwendung)

Plasmaexpander werden intravenös verabreicht.

Geschichtliches

Seit der Einführung von Dopingkontrollen werden diese manipuliert. Die Versuche sind dabei so vielfältig wie einfallsreich. Sie haben jedoch dazu geführt, dass die Kontrollen heute stark reglementiert sind. So wird die Urinabgabe als solche genauestens kontrolliert. Bei Dopingkontrollen werden die Sportler von gleichgeschlechtlichen Kontrolleuren begleitet. Das dies als nicht sehr angenehm und gleichzeitig als starker Eingriff in die Privatsphäre empfunden wird, ist verständlich und wird deshalb aus ethischen Gründen häufig kritisiert.

Dopingfälle, Besonderheiten und Kuriositäten

Tennis und Dopingkontrollproben

Um die Dopingproben von Sportlern unbrauchbar zu machen und somit einen Eklat zu verhindern, wurden diese vom Veranstalter einfach den Witterungsbedingungen wie z.B. der Sonne ausgesetzt. So über Jahre geschehen beim Grand Slam Tennis Turnier in Paris.

Fall Damian Kallabis und Stephane Franke

Bei einer Dopingkontrolle während den Leichtathletik-Europameisterschaften 1998 in Budapest wurden sowohl bei Damian Kallabis, dem damaligen Europameister im 3.000 m Hindernislauf, als auch bei seinem Trainer Stephane Franke, der ebenfalls an der Europameisterschaft aktiv teilnahm, der Plasmaexpander „HAES" nachgewiesen. HAES stand damals noch nicht auf der Dopingliste.

> 1998 gab es noch kein direktes Nachweisverfahren für EPO. Indirekt wurde 1998 erstmals der Hämatokrit-Grenzwert von 50 bei der Tour de France eingeführt und folgend auf andere Sportarten, in denen ein Missbrauch von EPO vermutet wurde, übertragen. Heute kann man davon ausgehen, dass Franke und Kallabis „HAES" nahmen, um ihren Hämatokrit zu senken. Der EPO-Missbrauch, der in diesem Fall nahe liegt, wurde jedoch nie bewiesen. Die beiden Sportler gingen ohne Sanktionen aus diesem Fall. Folgend wurde jedoch „HAES" durch einen Antrag des DLV auf die Dopingliste gesetzt (damals noch die Anti-Dopingliste des IOC).

3.2 Ausschließlich im Rahmen von Wettkämpfen verbotene Wirkstoffe und Methoden

3.2.1 Stimulanzien

Definition/Einführung

Stimulanzien sind eine inhomogene Gruppe von chemischen Verbindungen, zu denen sowohl künstlich produzierte als auch natürliche Stoffe gehören. Es ist daher schwierig, sie unter einem übergeordneten Begriff zusammenzufassen. Allein ihre Wirkung vereint sie, wobei auch hier Unterschiede gemacht werden müssen. Einige Stimulanzien sind „schwach" wirksam, andere hingegen wirken „sehr stark" bis hin zu Halluzinationen. Verallgemeinernd kann man sagen, dass Stimulanzien Substanzen sind, die im Organismus zu einer erhöhten psychischen Leistungsbereitschaft und physischen Leistungsfähigkeit führen. Um den Zusammenhang zwischen natürlichen, im Körper vorkommenden „Stimulanzien" und „Künstlichen" herzustellen, bietet sich die Einteilung der Stimulanzien in die chemische Gruppe der Phenylalkylamine an. Zu dieser Gruppe gehören neben zahlreichen, in der Natur vorkommenden Stoffen, die lebenswichtig sind und teilweise stimulierend wirken, auch einige der künstlich hergestellten. So haben die natürlichen Neurotransmitter (z.B. Dopamin) und Hormone (z.B. Adrenalin) wichtige Aufgaben im Organismus, zu denen unter anderem eine stimulierende Wirkung gehört. So wird „Dopamin" allgemein als Glückshormon bezeichnet. Adrenalin hingegen fördert im Organismus stressbedingte Prozesse, die der Flucht, dem Kampf und der Angst/erhöhter Aufmerksamkeit dienen. Einige der im Pflanzenreich vorkommenden Alkaloide gehören ebenfalls den Phenylalkylaminen an. Von diesen besitzen einige stimulierende Wirkung (z.B. Ephedrin, Kokain, Theobromin). Diese und die künstlich hergestellten Amphetamine werden als Arzneimittel eingesetzt und gleichfalls auch als Droge/Dopingmittel missbraucht. Ihr Wirkprinzip beruht darauf, dass sie die Wirkung der unter natürlichen Bedingungen im Körper vorkommenden Stimulanzien (vornehmlich Serotonin, Dopamin, Adrenalin/Noradrenalin) verstärken, indem diese vermehrt freigesetzt bzw. verlangsamt abgebaut werden oder ihre Wirkungen an entsprechenden Rezeptoren verstärkt werden. Weiterhin können sie die Wirkung der natürlichen Stoffe imitieren, da sie eine ähnliche chemische Struktur oder zumindest eine ähnliche Wirkung auf den Organismus wie die körpereigenen, natürlichen Stimulanzien selbst besitzen.

Beispielsubstanzen

Um der unterschiedlichen Wirkungsstärke der Stimulanzien, zumindest in gewissem Maße, gerecht zu werden, bietet sich eine Unterteilung in Gruppen nach Wirkungsstärke an. Relevant ist hier, dass in Abhängigkeit von der Menge auch „schwach" wirksame Stimulanzien „stärkere" Wirkungen entfalten können.

Schwach/mittelstark wirksame Substanzen:

- **nicht verboten**: Koffein (Kaffee, schwarzer Tee), Theobromin (Kakao, Mate-Strauch, Kola-Nuss)
- **verboten**: Cathin (Kathstrauch)

Stark wirksame Substanzen:

- Kokain (Koka-Strauch), Ephedrin (Meerträubelkraut), Ecstasy (künstlich), Amphetamin (künstlich), Fenetyllin oder Captagon® (künstlich), Sibutramin oder Reductil® (künstlich), Strychnin (Brechnuss), Adrenalin (natürlich und künstlich)

ECA-Stack ist ein Jargon-Begriff, der vor allem im Zusammenhang mit Doping und Bodybuilding verwandt wird. Er stammt aus dem anglo-amerikanischen Sprachraum und leitet sich von dem Wort „stack" (engl. für „Stapel") und dem Akronym ECA für die Wirkstoffe Ephedrin, Koffein (engl.: caffeine) und Acetylsalicylsäure (Wirkstoff von Aspirin) ab.

Wirkung/Nebenwirkungen

Um die Wirkung von Stimulanzien zu verstehen, sollte man sich zunächst den Abschnitt Sympathikus/Parasympathikus durchlesen (s. Abschnitt Sympathikus/Parasympathikus in Kap. 3.2.1).

Um den Einfluss der Stimulanzien auf den Organismus zu beschreiben, muss zwischen einer Wirkung auf psychische Prozesse (Wirkung auf das Zentrale Nervensystem, ZNS) und peripheren, körperlichen Wirkungen sowie zwischen kurzfristigen, akuten Wirkungen und langfristigen, chronischen Wirkungen unterschieden werden.

Im gesamten Organismus gibt es Botenstoffe (Transmitter), die zwischen Nervenzellen vermitteln. In besonders hoher Konzentration kommen diese im Gehirn vor. Die Botenstoffe werden dabei in Vesikeln (kleinen Bläschen) in den Synapsenendköpfchen (Nervenendigungen) gespeichert, die sich durch einen Nervenreiz entleeren. Die Menge und Dauer der Entleerung ist dabei abhängig von der Nervenreizstärke. Die freigesetzten Botenstoffe führen in anderen Nervenzellen zu verschiedenen Reaktionen. So kann eine Nervenzelle viele andere reizen, wobei die Art und Dauer der Reizung von Zelle zu Zelle unterschiedlich ist, wodurch wiederum eine Informationsverarbeitung stattfindet (s. Abb. 3). Allgemein gibt es zwei Wege der Beeinflussung einer anderen Nervenzelle.

Zum einen können durch Transmitter bestimmte Kanäle an Zellmembranen (Ionenkanäle) geöffnet werden, die zu einer Änderung der Konzentration von Ionen in der folgenden Nervenzelle führen (s. Abb. 4a). Dadurch kann am

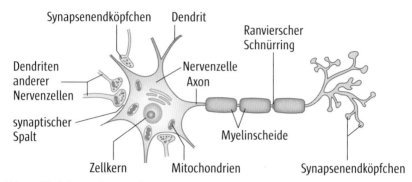

Abb. 3   Modell einer Nervenzelle

Axonhügel der folgenden Nervenzelle (Ort der Informationsverarbeitung in einer Nervenzelle), wo viele solcher Signale eintreffen, ein Aktionspotenzial ausgelöst werden oder auch nicht.

Der zweite Weg führt zum gleichen Resultat, jedoch werden hierbei durch die freigesetzten Transmitter an den Rezeptoren der postsynaptischen Membran (Zellmembran, an die die freigesetzten Transmitter binden) sogenannte „Second-messenger Prozesse" ausgelöst (s. Abb. 4b). Das bedeutet, der Botenstoff führt dazu, dass in der anderen Nervenzelle bestimmte Stoffwechselprozesse in Gang gesetzt werden, durch die eine Signalverarbeitung stattfindet. Diese Signalübersetzungsprozesse sind oftmals mit dem Botenstoff „cAMP" verbunden (s. Abb. 4b).

Weiterhin wird durch diese beiden grundlegenden Prozesse beispielsweise die sogenannte „neuronale Plastizität" vermittelt. Diese meint, dass durch die wiederholte Aktivierung oder Hemmung einer Nervenzelle zu anderen Nervenzellen, neue Verbindungen hergestellt werden können oder diese wieder verloren gehen. Es wird allgemein angenommen, dass durch die „neuronale Plastizität" Prozesse wie das Lernen und auch das Erinnerungsvermögen gesteuert/beeinflusst werden.

Stimulanzien haben einen entscheidenden Einfluss auf sämtliche Prozesse der Regulation der Aktivität von Nervenzellen, indem sie zum Beispiel die Wiederaufnahme von Transmittern hemmen (Wirkprinzip von Kokain) oder zu einer vermehrten Freisetzung dieser führen (Wirkprinzip von Amphetaminen). Je nachdem wie groß die Menge des Stoffes ist und wie stark diese

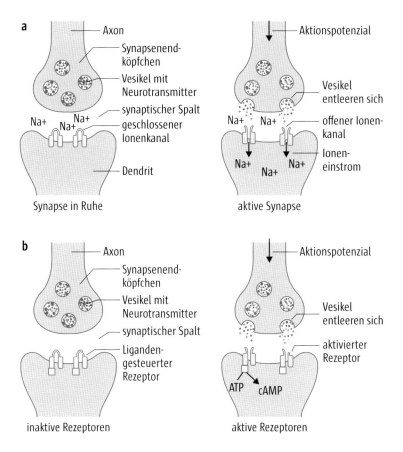

Abb. 4   a) Ablauf eines Aktionspotenzials an einer Ionenkanal-gesteuerten Synapse; b) Ablauf
eines Aktionspotenzials an einer Synapse mit folgender Aktivierung von Second-
Messenger-Prozessen

Prozesse beeinflusst werden, ergeben sich Folgewirkungen. Allgemein kann
man sagen, dass die „künstlich" hergestellten Stimulanzien bereits in geringen Mengen sehr viel stärker wirken als die „Natürlichen". Gleichzeitig
können aber auch sehr starke Wirkungen mit relativ „schwach" wirksamen
Stimulanzien wie Koffein, in Abhängigkeit von der Menge, hervorgerufen
werden. Insgesamt wird der Organismus durch Stimulanzien in eine Lage
höchster Alarmbereitschaft gebracht.

Körperlich/Kurzfristig

Unter der Einnahme von Stimulanzien (z.B. Kokain oder größeren Mengen Koffein) weiten sich die Pupillen und es setzt vermehrtes Schwitzen als Zeichen des erhöhten Sympathikotonus (der erhöhten Anspannung) ein. Gleichzeitig weiten sich die Bronchien (Folge: erleichterte Atmung) und der Muskeltonus (Anspannung der Skelettmuskulatur) erhöht sich. Man hat ein vermindertes Durstgefühl, der Mund wird trocken, die Schleimhäute schwellen ab, die Hautdurchblutung vermindert sich durch Verengung der Hautgefäße. Die Herzfrequenz nimmt zu (Frequenz > 100/min, Tachykardie) und die Körpertemperatur kann bis auf über 40°C steigen (Gefahr des Hitzschlags, vor allem bei körperlicher Belastung). Dies sind allgemeine Zeichen, die für eine erhöhte Leistungsfähigkeit/-bereitschaft (hoher Sympathikotonus) stehen.

Im Rahmen dieser Wirkungen kann es jedoch auch zu „Augenzittern" (Nystagmus) und „Kieferzittern" (Bruxismus) sowie innerer Unruhe als Zeichen der hohen körperlichen und psychischen Anspannung kommen.

Die erhöhte Anspannung und die damit einhergehenden körperlichen und psychischen Reaktionen führen jedoch unter anderem auch zu einer erhöhten Wahrscheinlichkeit von Schlaganfällen, Herzinfarkten, Hirnblutungen und der Freigabe der autonomen Kraftreserven. Die Freigabe dieser Reserven kann, zusammen mit sportlicher Betätigung und der ohnehin schon durch den Gebrauch/Missbrauch von Stimulanzien erhöhten Körpertemperatur, zur totalen Erschöpfung und Überhitzung (Hitzschlag) bis zum Tod führen.

Langfristig/Chronisch

Der dauerhafte oder wiederholte Konsum von Stimulanzien kann zu Gewichtsverlust, Osteoporose (Verlust von Knochensubstanz), Nervenschädigungen und Potenzstörungen führen. Weiterhin kann man bei Abhängigen von starken Stimulanzien wie Kokain oder Amphetamin verschiedene Langzeitfolgen beobachten. Durch die Engstellung der Gefäße bei der Verabreichung von diesen beiden Substanzen kommt es zu einem Nährstoffmangel des lokalen Gewebes. Bei Kokainkonsumenten führt der wiederholte Missbrauch so zur Atrophie der Nasenscheidewand, die in der Folge „durchbrechen" kann („Kokainnase"). Bei Methamphetamin-Abhängigen kann es zu einem starken Zerfall des Zahnschmelzes und Zahnausfall kommen, was auch als „Meth Mund" („Meth Mouth"), benannt nach dem Amphetamin „Meth", bezeichnet wird.

Psychisch

Stimulanzien führen in Abhängigkeit von Wirkungsstärke und Menge zu erhöhtem Konzentrationsvermögen, erhöhter Risikobereitschaft, Aggressivität, Arbeitssucht und Nervosität. Gleichzeitig ist das Schlafbedürfnis verringert. Sie können den Appetit hemmen, sodass in der Folge ein Gewichtsverlust eintritt. Sie können jedoch auch Schlafstörungen und Angstzustände hervorrufen.

Bei Kokainkonsumenten fällt zum Beispiel häufig eine extrem euphorische Stimmung mit überhöhtem Selbstbewusstsein, bis hin zu Größenwahn und Narzissmus, auf.

Die durch starke Stimulanzien wie Kokain oder Amphetamin veränderte Wahrnehmung kann jedoch auch zu paranoiden Wahnvorstellungen (Drogenpsychose) mit bleibenden, tiefgreifenden, persönlichen Veränderungen, Konzentrations- und Lernbehinderungen verbunden sein.

Medizinische Verwendung

Stimulanzien haben eine sehr lange medizinische Geschichte. Bekannt ist, dass Koka-Blätter schon sehr früh als Auflagen bei Wunden, zum Stillen von Blutungen oder zum Kauen bei Zahnschmerzen verwendet wurden. In der chirurgischen Behandlung im Nasen-, Mund-, Kopf- und Rachenraum wurde und wird Kokain sowohl zur Stillung von Blutungen als auch zur Behandlung von Schmerzen benutzt.

1910 wurden erstmals die Ähnlichkeiten des Amphetamins mit Adrenalin durch die englischen Physiologen Barger und Dale beschrieben. In der Folge wurde dieses als Asthmamittel und zur Behandlung von Heuschnupfen verwandt. Später wurden Stimulanzien (z.B. Amphetamin) weitverbreitet zur Behandlung von ADS (Aufmerksamkeitsdefizitstörung), Depressionen, Morbus Parkinson und Narkolepsie (Schlafkrankheit) eingesetzt. Heute ist die Anwendung lediglich in seltenen Fällen, bei denen andere Therapien nicht helfen können, indiziert. Einige Stimulanzien wie die Präparate Ritalin oder Sibutramin werden heutzutage als Appetitzügler verwendet. Ihre Verwendung ist jedoch weniger medizinisch indiziert, sondern entspricht vielmehr den ökonomischen Interessen von Pharmaunternehmen und dem Schönheitsideal der heutigen Zeit. Die als Party-Droge allgemein bekannte und missbrauchte Substanz Ecstasy sollte ursprünglich ebenfalls als Appetitzügler Verwendung finden.

Applikationsform (Art der Anwendung)

Die Anwendung ist sehr unterschiedlich, je nachdem wie die chemische Verbindung vorliegt und wie diese benutzt/missbraucht werden soll.

In „natürlicher" Form erfolgt die Einnahme beispielsweise oral. So wird Kaffee (Koffein) getrunken oder Cath-Blätter (Cathin) gekaut. Die stimulierenden Stoffe werden über die Schleimhäute resorbiert. Die Wirkung entfaltet sich relativ langsam und gleichmäßig. Kokain wird zumeist geschnupft und ebenfalls über die Schleimhäute aufgenommen. Substanzen wie Crack werden vornehmlich geraucht. Durch die große Oberfläche der Lunge entfaltet sich die Wirkung sehr schnell und intensiv. Amphetamine können teilweise auch über die Vene und rektal appliziert werden. Allgemein kann man sagen, je schneller die jeweilige Substanz im Körper „anflutet" (Zeitraum von der Einnahme bis zum Eintritt der Wirkung), umso höher ist die Gefahr der Abhängigkeit.

Geschichtliches

Im Januar 1887 synthetisierte Lazăr Edeleanu erstmals Amphetamin (Alpha-Methylphenethylamin). Ende des 19ten und zu Beginn des 20sten Jahrhunderts wurden im Sport hauptsächlich Kokain, Koffein und Strychnin missbraucht. Strychnin, das zur Anwendung häufig in die Haut geritzt wurde, führte bei längerem Missbrauch häufig zu entstellenden Narben. Im Zweiten Weltkrieg wurden Amphetamine von deutschen, US-amerikanischen, britischen und japanischen Truppen in großem Umfang in der Armee eingesetzt, um wach, motiviert und aggressiv in Kampfeinsätzen zu bleiben. In den 1950er-Jahren erreicht der Amphetaminmissbrauch in Japan, Europa und den USA enorme Ausmaße. Es wurde von mehreren Millionen Konsumenten/Abhängigen ausgegangen.

In den 1960–1970er-Jahren wird der Missbrauch über ärztlich verschriebene Amphetamin-Inhalatoren bekannt. Handel, Besitz und Herstellung waren damals ohne Genehmigung nicht strafbar. In den 1950–1970er-Jahren waren die künstlichen Stimulanzien wie „Amphetamin" im Sport sehr weit verbreitet und führten zu zahlreichen Todesfällen. Der leichte Nachweis führte später zur weitgehenden Einschränkung des Missbrauchs im Wettkampf. Heute sind die meisten Stimulanzien nur „im Wettkampf" verboten, wobei der Konsum, der sehr stark wirksamen Stimulanzien wie Amphetamin oder

Kokain, unter das Betäubungsmittelgesetz (Btm) fällt und damit rechtlich bereits auch außerhalb des Sports verboten ist. In der Drogenszene sind Stimulanzien weltweit weiterhin stark verbreitet, vor allem das stark wirksame Methylamphetamin. Für die Leistungssteigerung „im Training" werden Stimulanzien weiterhin verbreitet eingesetzt, da sie nicht als verboten gelten (z.B. Ritalin, Sibutramin und Modafinil).

Dopingfälle, Besonderheiten und Kuriositäten

Sympathikus/Parasympathikus

Das sympathische Nervensystem (aktivierende Nervensystem) gehört zusammen mit dem parasympathischen (deaktivierende Nervensystem) und dem enterischen Nervensystem (Darmnervensystem) zum vegetativen Nervensystem (weitgehend unabhängig vom Willen beeinflussbares Nervensystem). Dieses dient der äußerst feinen Regulation der Organtätigkeit.

Das vegetative Nervensystem, welches im Rückenmark lokalisiert ist, unterliegt wiederum den Einflüssen von „übergeordneten" Zentren des Gehirns wie dem Hypothalamus, dem Hirnstamm oder der Formatio Reticularis.

Der Sympathikus bewirkt insgesamt eine Leistungssteigerung des Organismus (Ergotropie). Er versetzt den Körper in hohe Leistungsbereitschaft, bereitet ihn auf Angriff, Flucht oder andere außergewöhnliche Anstrengungen vor. Er steigert die Herzfrequenz, das Herzschlagvolumen und den Blutdruck. Er hemmt die Darmtätigkeit, führt zur Pupillenerweiterung (Mydriasis), lässt die Blase den Urin halten, verbessert die Lungenfunktion, fördert die Schweißbildung und steigert die Stoffwechselleistung, um nur einige der Funktionen zu nennen.

Der Parasympathikus ist der funktionelle Gegenspieler (Antagonist) des Sympathikus.

Das enterische Nervensystem (ENS) unterliegt dem Einfluss des Parasympathikus, obwohl es eine eigentätige Aktivität (Autonomie) aufweist und deshalb getrennt von den beiden anderen Nervensystemen aufgeführt wird. Die Hauptbestandteile des ENS sind zwei Nervengeflechte, die in die Darmwandschichten eingebettet sind. Dies ist einerseits der sogenannte Plexus myentericus (Auerbachscher Plexus) und andererseits der Plexus submucosus (Meissnerscher Plexus). Das ENS reguliert den Verdauungsprozess und hat dabei vor allem Einfluss auf die Darmmotilität (Bewegung des Darms), die Freisetzung von Hormonen und die Regulation von Ionen- und Nährstofftransportvorgängen.

> Die Sekretion der Hormone Serotonin und Dopamin, die durch das ENS gesteuert werden, ist unter anderem dafür verantwortlich, dass wir uns mit vollem Magen und Darm zufriedener und wohler fühlen als anders herum.

Appetitzügler Sibutramin und Ritalin

Die Appetitzügler Sibutramin und Ritalin sind relativ bekannt und verbreitet. Der bekannteste Dopingfall betrifft den italienischen Radprofi Lorenzo Bernucci, der während der Deutschland-Tour 2007 positiv auf Sibutramin getestet wurde. Den Angaben Bernuccis zufolge hat er dieses Mittel bereits seit Jahren konsumiert und „nicht wissentlich" missbraucht. Die Frage ist, ob es der direkten oder indirekten Leistungssteigerung diente. Durch seine stimulierende Wirkung kann es die Leistung direkt steigern. Zusätzlich kann durch den erhöhten Sympathikotonus (hohes Maß an körperlicher Aktivität), die Stoffwechselleistung gesteigert und der Appetit vermindert werden. Dies führt zur Gewichtsabnahme, welche die Leistung indirekt steigern lässt. So ist das Körpergewicht in einigen Sportarten für die Leistung eines Athleten mitunter sehr wichtig. So kann beim Laufen und Radfahren ein geringes Gewicht Vorteile bringen.

> Dieser Fall ist ein typisches Beispiel des jahrelangen Dopings, bedingt durch den Missbrauch von Substanzen, die nicht auf der Dopingliste stehen oder für die es kein Nachweisverfahren gibt. Tatsache ist, dass „Appetitzügler" zu Zwecken der Leistungssteigerung missbraucht wurden/werden wie an diesem Fall deutlich wird.

Koffein

Koffein galt bis 2004 bei der Überschreitung des Toleranzwertes von 12 mg pro Liter Urin als Doping. Es wurde zwischenzeitlich komplett von der Dopingliste genommen. Seit 2009 ist es wieder im Überwachungsprogramm der WADA. Nachweislich erhöht Koffein die Konzentration von freien Fettsäuren im Blut. Für Ausdauersportler ist dies von großer Bedeutung, denn der Ausdauersportler hat das Interesse, seine Glykogenspeicher für Maximal-

belastungen (wie einen Schlussspurt) zu schonen und weitgehend „fettver-
brennend" zu laufen. Ähnliches gilt für Pseudoephedrin, das bis 2002 auf der
Dopingliste (damals noch der des IOC) enthalten war. Der bekannteste Do-
ping-Fall betrifft hier die rumänische Turnerin Andrea Raducan, die bei den
Olympischen Spielen 2000 ihre Goldmedaille zurückgeben musste, weil sie
vor einem Wettkampf ein Medikament eingenommen hatte, das Pseudoephedrin enthielt.

Dschamolidin Abduschaparow-Bromantan

Dschamolidin Abduschaparow, ein ehemaliger Radprofi, der von Anfang bis
Mitte der 1990er-Jahre durch seine Sprintfähigkeiten bei internationalen
Wettkämpfen, unter anderem der Tour de France, zahlreiche Siege einfahren
konnte, wurde 1997 des Bromantan-Missbrauchs überführt. Bromantan gilt
als Stimulanz. Das Ziel des Missbrauchs lag in diesem Fall jedoch vermutlich
eher in der Verschleierung des EPO-Missbrauchs.

Modafinil

Modafinil ist ein Arzneistoff, der zur Gruppe der Stimulanzien gehört, die
sich in der Molekülstruktur von den amphetaminartigen Stimulanzien ableiten. Medizinisch ist Modafinil zum Beispiel zur Behandlung der Narkolepsie (auch Schlafkrankheit) und des chronischen Schichtarbeitersyndroms
zugelassen. In den meisten Ländern ist die medizinische Verwendung jedoch
aufgrund des hohen Missbrauchspotenzials streng kontrolliert. So unterliegt
Modafinil in den USA einer Verschreibungspflicht, die dem deutschen Betäubungsmittelgesetz (BtMG) entspricht. In Deutschland unterlag Modafinil
bis Februar 2008 dem Betäubungsmittelgesetz (BtMG) und somit einer ge-
sonderten Verschreibungspflicht (Betäubungsmittelrezept). Seit März 2009
gilt die normale Rezeptpflicht.

Diese Einschränkungen konnten jedoch nicht verhindern, dass der Missbrauch in den letzten Jahren in den USA und tendenziell auch in Deutschland
enorme Ausmaße angenommen hat. So wurde allein 2006 mit dem von der
Pharmafirma Cephalon lizenzierten Präparat ein Umsatz von „727 Millionen
US-Dollar" gemacht. So gilt Modafinil in weiten Kreisen der USA als sogenannte „Yuppie"-Droge, da bevorzugt die aufstrebende junge Elite der USA,
die allgemeinhin für einen verbreiteten Kokainkonsum bekannt ist, als
Hauptabnehmer gilt. Modafinil ist hier teilweise fester Bestandteil des „Life-

styles", bestehend aus permanentem Stress, Schlafmangel und Arbeitssucht. Aber auch in anderen Gruppen der Bevölkerung zieht Modafinil seine Kreise. So ist bekannt, dass Studenten zum Durchlernen der Nächte inzwischen vom gleichsam stark wirksamen Appetitzügler Ritalin auf Modafinil „umsteigen". Der bekannteste Dopingfall im Sport betrifft die amerikanische Leichtathletin und Sprint-Weltmeisterin Kelli White, bei der im Rahmen der Balco-Affäre der Missbrauch von Modafinil bekannt wurde.

3.2.2 Narkotika/Sedativa

Definition/Übersicht

Die Narkotika lassen sich entsprechend den Zielen einer Narkose in vier Gruppen einteilen. Diese sind die Hypnotika (Schlafmittel), die Muskelrelaxantien (Mittel zur Erschlaffung der Willkürmuskulatur), die Analgetika (schmerzdämpfende Mittel) und reflexdämpfende Mittel. Die Wirkungsbereiche der einzelnen Narkotika überschneiden sich dabei, sodass die meisten Substanzen ubiquitär verwendet werden können. Allgemein sind Narkotika/ Sedativa Substanzen, die aus Morphin, Morphium-Derivaten oder verwandten Stoffen hergestellt werden sowie Stoffe, die synthetisch hergestellt werden und ein gleiches oder zumindest ähnliches Wirkungsprinzip wie Morphin besitzen (e.g. Benzodiazepine). Die WADA verbietet nicht alle Narkotika, sondern schränkt sich auf eine Liste von Substanzen ein, die im Wettkampf verboten sind. Der Sportler muss insbesondere bei der Einnahme von Erkältungsmitteln „aufpassen", da in diesen oft Codein enthalten ist, welches zwar selbst nicht verboten ist, aber vom Körper zu einem gewissen Teil in Morphin umgewandelt wird. Wird der Grenzwert von 1 mg Morphin pro Liter Urin überschritten, so ist die Probe als positiv zu bewerten. Um dann den Verdacht zu beseitigen, bedarf es einer Blutentnahme.

Beispielsubstanzen

- **exogene Opioide (pflanzlichen Ursprungs oder künstlich synthetisiert):** Morphium, Codein, Fentanyl, Diamorphin (Heroin), Methadon, Oxycodon, Pentazocin, Pethidin
- **endogene Opioide (vom Körper gebildet; nicht verboten):** Endorphine (α-, β- und γ-Endorphin)
- **Benzodiazepine:** Diazepam (Valium), Midazolam (Dormicum), Methadon

Wirkung/Nebenwirkungen

Grundlage der Wirkung von Narkotika wie Opioiden und verwandten Stoffen ist, dass es im menschlichen Organismus spezifische Rezeptoren (Opioid-Rezeptoren) gibt, an die sich endogene (vom Körper selbst hergestellte) Opioide, sogenannte Endorphine, in besonderen Stress- und Schmerzsituationen binden und diese Reize unterdrücken. Die exogenen (von außen zugeführten) Opioide und verwandten Substanzen binden sich an diese Rezeptoren und beeinflussen diese in Abhängigkeit von ihrer Menge, Wirkungsstärke und Selektivität. So können bestimmte Narkotika einzelne Rezeptoren aktivieren oder blockieren, womit einzelne Wirkungen über einen Rezeptortyp selektiv bewirkt werden können.

Die Nebenwirkungen der Narkotika und deren Agonisten können exemplarisch für die Gruppe der Opioide beschrieben werden. So können diese unter anderem kurzfristig und akut zu Übelkeit, Apathie (Teilnahmslosigkeit), Somnolenz (Schläfrigkeit), Halluzinationen und Euphorie führen. Eine gefürchtete Komplikation der medizinischen Morphin-Verwendung ist der Atemstillstand durch Lähmung des zentralen Atemantriebes.

Langfristig/Chronisch können Narkotika, vor allem Opioide, zu Verstopfung (Obstipation), Depressionen und weiteren schweren Formen von psychischer und physischer Abhängigkeit führen. Problematisch ist vor allem, dass bestimmte Narkotika (z.B. Benzodiazepine, Opioide) innerhalb kurzer Zeit zur Abhängigkeit führen.

Medizinische Verwendung

Narkotika werden vor allem bei starken chronischen oder akuten Schmerzzuständen eingesetzt, um die Schmerzwahrnehmung zu unterdrücken. Daneben beeinflussen sie den Wachheitszustand, die Willkürmuskulatur und das Reflexsystem und werden deshalb im Rahmen von Operationen vor, während und nach diesen, zur Steuerung der benannten Prozesse, verabreicht. So ist es beispielsweise wichtig, dass bei einer Operation am offenen Bauch der Patient den Schmerz nicht wahrnimmt, er nicht bei Bewusstsein ist (induzierter Schlaf) und seine Willkürmotorik sowie seine Reflexe unterdrückt sind, damit der Operateur entsprechend arbeiten kann. Weiterhin ist es zum Beispiel nur mit Hilfe von Narkotika längerfristig möglich, Schwerverletzte (z.B. mit zahlreichen komplizierten Frakturen, die einer Ruhigstellung des

Patienten bedürfen) in einem künstlichen Koma zu halten, damit diese entsprechend behandelt werden können und der Heilungsprozess entsprechend fortschreiten kann.

Applikationsform (Art der Anwendung)

Die medizinische Applikation richtet sich nach der Indikation. Bei Notfällen sowie peri- und postoperativ wird aufgrund des schnelleren Wirkungseintritts und der besseren Dosierbarkeit eine intravenöse Gabe vorgezogen. Bei längerfristigem Gebrauch, zum Beispiel im Rahmen von chronischen Erkrankungen, werden beispielsweise Pflaster verwendet. Die Wirkstoffe werden so langsam und gleichmäßig abgegeben. Ein konstanter Wirkstoffspiegel erreicht im Körper eine gleichmäßige Wirkung. Generelles Problem der medizinischen Verabreichung und auch des Missbrauchs sind die hohe Abhängigkeitsrate und Gewöhnungseffekte. Allgemein gilt, dass intravenös gegebene Präparate schneller im Gehirn „anfluten" und ihre berauschende Wirkung entfalten, woraus sich schnell eine Abhängigkeit ergibt. Der längerfristige medizinische Gebrauch und auch der Missbrauch führen sehr schnell zu einer Gewöhnung, bei der die Menge der verwendeten Narkotika gesteigert werden muss, um eine vergleichbare Wirkung zu erzielen.

Geschichtliches

Die Entwicklung des Missbrauchs von Narkotika ist eng mit den Anfängen des Profisports verbunden und wurde zudem durch die Tatsache begünstigt, dass Narkotika wie Opioide als eine der wenigen Gruppen von Dopingmitteln bereits im auslaufenden 19. Jahrhundert verfügbar waren. Nachweislich wurde schon 1879 beim Sechstagerennen in London mit Opioiden wie Heroin gedopt. Allerdings sind Narkotika in Sportarten, in denen es auf Ausdauer, Kraft oder Schnelligkeit ankommt, weniger zum Missbrauch geeignet. Das Missbrauchspotenzial liegt vor allem in Sportarten, in denen es von Vorteil ist, eine sprichwörtlich „ruhige Hand" zu haben. Dies sind beispielsweise das Sport- und Bogenschießen, Golf, Dart und Billard. Der Missbrauch wurde jedoch durch die leichte Nachweisbarkeit der meisten Narkotika weitgehend eingeschränkt und ist bis heute eher Ausnahme als Regel. In den genannten Beispielsportarten ist der Missbrauch jedoch andererseits durch die geringe Anzahl von Wettkampfkontrollen eher möglich und kann hier gleichzeitig enorme Vorteile bringen. Weiterhin werden Narkotika häufig mit anderen Wirkstoffen kombiniert, die eine ähnlich beruhigende Wirkung besitzen wie Cannabinoide und β-Blocker. Zusammenfassend kann man sagen, dass der Missbrauch von Narkotika wie Opioiden im Sport nur eingeschränkt stattfindet. Wenn ein Missbrauch vorliegt, dann ist dieser häufiger auf die Verabreichung der leichter zu beschaffenden Benzodiazepine zurückzuführen, die jedoch ähnlich starke Wirkungen haben.

Dopingfälle, Besonderheiten und Kuriositäten

Grenzfall – Doping oder Analgetika- und Koffein-Missbrauch bei Extrembelastungen (Ironman, Marathon) mit seinen gefährlichen Auswirkungen

Im Sport sind zahlreiche Substanzen, die gleichfalls wie die Narkotika analgetisch (schmerzhemmend/-lindernd) wirken, nicht verboten. So können die meisten Substanzen der Gruppe der sogenannten „Nicht-steroidalen Antirheumatika" wie Aspirin (ASS), Ibuprofen, Diclofenac, Paracetamol u.a. im Sport ohne Einschränkungen gebraucht/missbraucht werden. Ihre Wirkung beruht zwar hauptsächlich in der Hemmung von Entzündungsprozessen. Sie wirken jedoch teilweise auch stark schmerzlindernd/-hemmend ohne die bekannten Nebenwirkungen der meisten Narkotika. Der Missbrauch kann somit in fast allen Sportarten große Vorteile bringen.

Vielleicht kennen sie die Sportler, die bei Ironman-Triathlon Veranstaltungen ihre Fahrräder am Oberrohr mit einer Mischung aus Energieriegeln und Tabletten bekleben. Die meisten Tabletten, die sie dort aufgeklebt finden, enthalten entweder Koffein in reinster Form, dessen Gebrauch/Missbrauch im Sport als grenzwertig in Bezug auf Doping einzustufen ist, oder Schmerzmittel, wobei sich das bereits genannte Paracetamol hier größter Beliebtheit erfreut. Es gibt einige Sportler, die während eines Ironman mehr als 10 Koffein- und Paracetamoltabletten zu sich nehmen. Abgesehen vom Missbrauch zur Leistungssteigerung übersehen die meisten hierbei die Folgen, die ein solcher Missbrauch haben kann. So wirken Koffeintabletten stark entwässernd und können den Flüssigkeits- und Elektrolythaushalt empfindlich stören. Vor allem der Koffein-Tablettenkonsum, der pro Tablette mehreren Espressi an Koffein entspricht, ist besonders gefährlich. Bei Menschen, die den regelmäßigen Konsum von Kaffee nicht gewöhnt sind, kann es so zu Herzrasen mit Herzrhythmusstörungen kommen. Diese werden durch die Störungen des Flüssigkeits- und Elektrolythaushalts noch zusätzlich verstärkt.

Paracetamol an sich ist ein gängiges Suizidmittel, da es die Leber bereits in mittleren Mengen so schädigt, dass es zum akuten Leberversagen kommt. Beim Missbrauch von Ibuprofen oder Diclofenac reichern sich Abbau- und Zwischenprodukte von diesen in den Nieren an und können diese irreparabel schädigen. Diese Eigenschaften und Tatsachen für sich genommen, verdeutlichen jedoch noch nicht ausreichend die Gefährlichkeit des gleichzeitigen Missbrauchs von Koffein und Analgetika in Tablettenform.

So herrschen bei den meisten Ironman-Veranstaltungen hochsommerliche Temperaturen von teilweise über 30°C. Unter den extremen körperlichen Belastungen eines Ironmans, die durch die extremen Witterungsbedingungen noch verstärkt werden, kann ein Sportler im Rahmen des Wettkampfs über den Schweiß mehrere Gramm Salz und mehr als 10 Liter Flüssigkeit verlieren. Die enormen Elektrolyt- und Flüssigkeitsverschiebungen und die Belastung an sich (hohe Anspannung, hoher Sympathikotonus) führen zu einer starken Konzentrierung des Harns, bei gleichzeitig verminderter Durchblutung der Nieren. Wenn dann noch große Mengen Koffein zu sich genommen werden, wird der Körper zusätzlich belastet. Koffein erhöht so zunächst die Diurese (Urinausscheidung). In der Folge kommt es zusätzlich zur Dehydrierung (Flüssigkeitsmangel), sodass der Harn noch stärker konzentriert wird. Wenn dann noch zusätzlich Ibuprofen oder Diclofenac in großen Mengen genommen werden, kann es zu einer starken Anreicherung von deren Abbaustoffen in den Nieren kommen, die zu einer akuten Schädigung der Niere bis hin zum akuten Nierenversagen führen kann. Das Nierenversagen kann zwar reversibel sein, jedoch auch zum Funktionsverlust des Organs führen, sodass derjenige nur mit einer Dialyse oder Nierentransplantation vor dem Tod bewahrt werden kann. Man sollte also gut abwägen, ob man dieses Risiko eingeht. Die meisten halten nach wie vor den Gebrauch/Missbrauch von Schmerzmitteln und Koffein in hohen Mengen für „harmlos".

Der Fall Ivan Klasnić

Ivan Klasnić ist ein in Deutschland geborener Fußballprofi, der jedoch für die kroatische Nationalmannschaft spielt. Im November 2005 unterzog sich Ivan Klasnić einer Blinddarm-Operation, bei der „schlechte" Nierenwerte festgestellt wurden. Im Januar 2007 wurde über seinen Anwalt bekannt, dass Klasnić an einer Niereninsuffizienz leidet und eine Dialyse bzw. eine Nierentransplantation nicht mehr zu vermeiden sei. Er erhielt daraufhin im Januar 2007 zunächst eine Nierenspende seiner Mutter, die jedoch fehlschlug, da das Organ abgestoßen wurde. Eine zweite Operation, bei der eine Spenderniere seines Vaters transplantiert wurde, verlief im März 2007 erfolgreich. Klasnić ist einer der wenigen Sportler, der trotz einer Nierentransplantation weiterhin aktiv Sport auf Profiniveau betreiben kann. Im April 2008 reichte Ivan Klasnic über seinen Anwalt eine Klage gegen die Vereinsärzte von Werder Bremen ein. In der Anklage wird den betreuenden Ärzten vorgeworfen, dass sie die beginnende Nierenerkrankung bereits im Jahr 2002 aufgrund bereits damals bestehender „schlechter" Nierenwerte hätten erkennen müssen.

Im vielen Sportarten ist der Gebrauch von sogenannten „nicht-steroidalen Antirheumatika" weit verbreitet, da diese als „ungefährlich" gelten, leicht verfügbar sind (keine Rezeptpflicht) und nicht auf der Dopingliste stehen. Diclofenac, Ibuprofen, Paracetamol oder Voltaren sind dabei die „Renner". So bekannte beispielsweise der Fußballspieler Jermaine Jones, der bis Anfang 2014 bei Schalke 04 unter Vertrag stand, dass er nach einem Ermüdungsbruch und Entzündungen im rechten Schienbein monatelang Schmerztabletten geschluckt habe: „Vor jedem Training eine, an den Spieltagen zwei und manchmal auch mehr."

Im Oktober 2007 hat eine Studie des Turiner Staatsanwalts Raffaele Guariniello gezeigt, dass im italienischen Profifußball über 80% der Spieler sehr oft zu Schmerztabletten greifen. Die meisten blenden dabei aus, dass der längerfristige Gebrauch nachhaltig den Körper schädigt. Insbesondere der Magen, die Leber und die Nieren sind davon betroffen. Der Fall Klasnić legt nun nahe, dass dieser gleichfalls die genannten Mittel über Jahre missbraucht hat. Zudem ist zu bedenken, dass es Menschen gibt, die die genannten Präparate langsamer verstoffwechseln (sogenannte „Poor Metabolizer"), sodass die toxischen Abbau- und Zwischenprodukte länger negativ auf den Organismus einwirken können.

3.2.3 Cannabinoide

Definition/Einführung

Cannabinoide sind eine heterogene Stoffgruppe, die sich aus Inhaltsstoffen, die im Cannabis vorkommen, synthetischen Cannabinoiden (klassische und nicht-klassische) und Endocannabinoiden (im Körper gebildete Cannabinoide) zusammensetzt. Das Harz der Hanfpflanze enthält über 70 Cannabinoide, wovon einige, z.B. Tetrahydrocannabinol (THC), psychotrope Wirkungen haben. Pflanzliche Cannabinoide sind dabei in chemisch-struktureller Hinsicht nicht einheitlich. Die Hanfpflanze produziert Cannabinoide in Drüsen auf ihrer Oberfläche in Form eines Harzes. Besonders zahlreich befinden sich die Harzdrüsen auf den Blütenständen der weiblichen Pflanzen. Das Ziel der Produktion besteht in der Abwehr von Fressfeinden der Pflanze. Einige der Cannabinoide entfalten aber auch antimikrobielle Wirkung und bieten der Pflanze dadurch Schutz vor Mikroorganismen (Bakterien und Pilze).

Künstliche Cannabinoide können sowohl halbsynthetisch (ausgehend von natürlichen Cannabinoiden, die synthetisch verändert werden) als auch vollsynthetisch hergestellt werden. Im Allgemeinen sind die Wirkungen der synthetischen Stoffe um ein vielfaches stärker und selektiver als die der natürlichen. Cannabinoide. Vor allem die Synthetischen können deshalb medizinisch genutzt werden, um beispielsweise in der Neurowissenschaft selektiv die Cannabinoidwirkung im Gehirn zu verstehen. Die Funktion der körpereigenen Cannabinoid-Produktion und deren Rezeptoren (Endocannabinoid-System) ist Gegenstand intensivster Forschung. Neue Forschungen haben gezeigt, dass es zusätzlich zur Hanfpflanze weitere Pflanzen gibt, die Substanzen produzieren, die den Cannabinoiden ähnlich sind (z.B. Sonnenhut).

Beispielsubstanzen

- natürliche Cannabinoide: Cannabidiol, Tetrahydrocannabinol (THC)
- synthetische Cannabinoide: CP-55940 und SR-141716A (40–50-mal so potent wie THC), HU-210 (100–800-fache Potenz bezogen auf THC)
- Cannabino-Mimetika: Echinacea (Sonnenhut)

Wirkung/Nebenwirkungen

Zielstrukturen der Cannabinoide sind die Cannabinoid-Rezeptoren CB_1 und CB_2 des Endocannabinoid-Systems. Unser Körper produziert also in gewissen Mengen selbst Cannabinoide. Über die funktionelle Bedeutung des Endocannabinoid-Systems ist jedoch bisher nur wenig bekannt. Die Verteilung der Rezeptoren deutet jedoch auf eine Reihe von verschiedenen Funktionen hin. Der Cannabinoid-Rezeptor 1 (oder kurz: CB_1) befindet sich vorwiegend auf Nervenzellen im Gehirn. Die größte Anzahl befindet sich im Kleinhirn, in den Basalganglien sowie im Hippocampus. Aber auch im peripheren Nervensystem (z.B. im Darm) findet sich der Rezeptor. Der Cannabinoid-Rezeptor 2 (oder kurz: CB_2) befindet sich dagegen vorwiegend auf Zellen des Immunsystems und auf Zellen, die am Knochenaufbau (Osteoblasten) und -abbau (Osteoklasten) beteiligt sind.

Das Cannabinoidsystem lässt sich zu medizinischen als auch missbräuchlichen Zwecken pharmakologisch beeinflussen. Neben den natürlichen Cannabinoiden, die im Hanf enthalten sind, gibt es eine Vielzahl synthetischer und halbsynthetischer Agonisten und Antagonisten des $CB_{1/2}$. Über diese ist es möglich, selektiv einen der Rezeptor-Typen zu blockieren oder zu aktivieren, ohne den anderen zu beeinflussen. Neuere Erkenntnisse der Forschung legen nahe, dass der Hanf nicht die einzige Pflanze ist, die in der Lage ist, cannabinoide Stoffe zu produzieren. So konnte nachgewiesen werden, dass die N-Isobutylamide aus dem Sonnenhut (Echinacea), einem Korbblütler, mit den Cannabinoid-Rezeptoren wechselwirken. Somit wurde in der Folge eine neue Klasse von potenten „Cannabinoid-Mimetika" definiert.

Studienergebnisse verdeutlichen, dass das Endocannabinoid-System eine entscheidende Rolle bei der Regulation von Gedächtnis und Bewegung einnimmt. Unter anderem wird so die neuronale Plastizität beeinflusst (Fähigkeit der Nervenzellen sich in ihrer Verknüpfung untereinander zu verändern), die maßgeblich das Lernen steuert. Weitere wichtige Einflüsse ergeben sich bei der Schmerzwahrnehmung, der Schlafeinleitung, der Körpertemperaturregulation, der Appetits- und Verdauungssteuerung. Allgemein bekannt ist, dass der Konsum von Cannabinoiden eine dämpfende und auch appetitanregende Wirkung hat. Die Augen tränen vermehrt, das Denken und Handeln werden verlangsamt.

Für den Missbrauch sind vor allem die Halbsynthetischen als sehr kritisch zu betrachten, da sie teilweise speziell für diese Zwecke entwickelt wurden und ihre psychotropen Wirkungen sehr stark sind.

Langfristige, psychische Wirkungen und Nebenwirkungen des Cannabinoid-Konsums/Missbrauchs sind bisher widersprüchlich. Allgemein wird von einer Antriebs- und Denkhemmung bei dauerhaftem Konsum gesprochen, der zum sozialen Abstieg führen kann.

Medizinische Verwendung

In Anbetracht der Tatsache, dass Cannabinoide bei zahlreichen physiologischen wie psychischen Prozessen im Organismus eine wichtige Aufgabe einnehmen, eröffnet sich ihnen ein großes Gebiet von potenziellen Behandlungsmöglichkeiten. Diese sind: Schmerzzustände (vor allem chronischer Schmerz), Schlafstörungen, Verstopfung und Appetitlosigkeit. Weitere experimentelle Ansätze werden bei der Therapie der Raucherentwöhnung und Fettleibigkeit (Adipositas) verfolgt.

Grundsätzlich gibt es keine Erkrankung, bei der Cannabinoide therapeutische Mittel der Wahl sind (first-line). Experimentell werden derzeit intensive Forschungen bei zahlreichen neurologischen (nervlichen) Leiden durchgeführt. Dazu gehören Bewegungsstörungen (Dystonie, Tourette-Syndrom, Chorea Huntington, Morbus Parkinson), neurodegenerative Erkrankungen (multiple Sklerose, amyotrophe Lateralsklerose) und verschiedene Schmerzsyndrome (verschiedene Kopfschmerzformen, Neuropathien, Neuralgien).

Applikationsform (Art der Anwendung)

Cannabinoide können inhalativ, über das Rauchen in verschiedensten Formen, aufgenommen werden. Eine weitere Möglichkeit ergibt sich aus der medizinischen Verwendung. Die synthetischen Stoffe können als Tablette in löslicher oder fester Form über die Mund- und Magenschleimhaut (oral, enteral) aufgenommen werden.

Geschichtliches

Die Hanfpflanze besitzt auf der gesamten Welt eine lange Historie. Es sind dabei aber weniger die berauschenden als die hervorragenden Eigenschaften der Hanffaser als Rohstoff für Kleidung, Handwerks- und Baumaterialien hervorzuheben. Gleichsam waren die Samen über Jahrhunderte Nahrungsgrundlage in vielen Kulturkreisen. Die Geschichte der Hanfpflanze ist zudem eng mit der medizinischen Verwendung verbunden. So wurde/wird Hanf als Mittel gegen Malaria, Rheuma und chronische Entzündungen verwendet. Der Missbrauch von Hanf zu Rauschzwecken war lange Zeit auf die Länder beschränkt, in denen durch die klimatischen Bedingungen die weibliche Pflanze ausreichend THC-haltiges Harz produziert hat. Der internationale

Handel und die technologischen Möglichkeiten, die es jedem ermöglichen auf seinem Dachboden mit UV-Licht und Wärmelampen eine künstliche Atmosphäre zu schaffen, die für das Wachstum und die Harzbildung ideale Voraussetzungen bilden, haben zur Verbreitung des Missbrauchs sehr beigetragen. Im Sport ist der Gebrauch/Missbrauch kritisch gesehen. Die WADA verbietet zwar den Konsum sämtlicher Cannabinoide im Wettkampf, jedoch ist der Nutzen des Missbrauchs umstritten. Der Missbrauch scheint eher im Zusammenhang mit dem „Life Style" einiger neuerer Trendsportarten wie Surfen, Snowboarden oder Wake-Boarden zu liegen, als primär der Leistungssteigerung im Wettkampf oder Training zu dienen.

Dopingfälle, Besonderheiten und Kuriositäten

Ross Rebagliati – Olympische Spiele 1998 Nagano

Ross Rebagliati wurde 1998 in Nagano Snowboardolympiasieger in der erstmals durchgeführten Disziplin Riesenslalom. Bei der anschließenden Dopingkontrolle wurde er positiv auf Cannabinoide getestet. Dies rief zahlreiche Kritiker auf den Plan, die sich in ihrem Klischeedenken bestätigt sahen. Die positive Probe des Kanadiers blieb jedoch gemäß der Entscheidung des internationalen Sportgerichtshofes (CAS) ohne Konsequenzen.

Die Frage, die in diesem Zusammenhang offenbleibt: Welche Wirkung wollen Sportler mit dem Cannabis-Konsum erzielen? Die Wirkung von Cannabis ist als leistungsbremsend einzustufen, doch bei genauerer Betrachtung ist festzustellen, dass die Dosis entscheidend ist. Die Stressbewältigung verbessert sich und die Risikofreudigkeit wird gesteigert. Dies kann in Sportarten, in denen ein kalkuliertes „Risiko", vor allem in zahlreichen der nichtolympischen Extremsportarten wie sie beispielsweise Teil der „X-Games" sind (z.B. Freestyle Skaten, Motocross), große Vorteile bringen.

3.2.4 Kortikosteroide

Definition/Einführung

Die Kortikosteroide, kurz Kortikoide oder Kortine sind eine Gruppe von Steroidhormonen, die in der Nebennierenrinde (NNR) gebildet werden sowie chemisch vergleichbare synthetische Stoffe. Alle Kortikosteroide entstehen wie die Anabolika (Steroidhormone) aus dem Ausgangsstoff Cholesterin. Die unterschiedlichen Kortikosteroide entstehen dabei aus dem Ausgangshormon Progesteron, welches sich chemisch von Cholesterin, durch Hydroxylierung (Einbau von OH-Gruppen) und Oxidation der OH-Gruppen Gruppen zu Keto- oder Aldehydgruppen an verschiedenen Positionen, ableitet. Grundsätzlich lassen sich die Kortikosteroide nach ihrer biologischen Wirkung bzw. ihrem Bildungsort in drei Gruppen einteilen: Dies sind die Mineralokortikoide (Hauptvertreter Aldosteron), die Glukokortikoide (Hauptvertreter Kortisol) und die Androgene (Hauptvertreter Dehydroepiandrosteron bzw. DHEA). Formal gehören die körpereigenen Androgene wie Testosteron sowohl den anabolen Steroiden (Anabolika) als auch den Kortikosteroiden an.

Die WADA verbietet jedoch nur die Glukokortikoide. Androgene sind thematisch bereits durch die Anabolika verboten. Die Mineralokortikoide sind jedoch nicht verboten. Allgemein beschränkt sich das Verbot auf den Wettkampf und auf die Anwendung von bestimmten Applikationsformen. Für die Anwendung in und außerhalb von Wettkämpfen ist zudem eine Ausnahmeregelung notwendig, die den medizinischen Gebrauch rechtfertigt. Die sogenannten Kortikotropine (ACTH, CRH), welche die Freisetzung von körpereigenen Kortikosteroiden regulieren, sind ebenfalls verboten. Sie werden hier jedoch nur in ihrem Zusammenhang genannt. Thematisch werden sie in der Kategorie „Hormone und verwandte Stoffe oder Peptid- und Glukoproteinhormone (Wachstumshormone)" erläutert.

Beispielsubstanzen

- natürliche Glukokortikoide: Kortison, Corticosteron, Kortisol
- künstliche Glukokortikoide: Prednison, Prednisolon, Methylprednisolon, Triamcinolon, Dexamethason, Betamethason
- natürliche Mineralokortikoide: Aldosteron, Desoxycorticosteron
- künstliche Mineralokortikoide: Fludrocortison
- natürliche Androgene: Androstendion („Andro"), Dehydroepiandrosteron („DHEA"), Androsteron, Dihydrotestosteron
- künstliche Androgene: Nandrolon, Metandienon, Stanozolol
- Hormone, die die Freisetzung der natürlichen Glukokortikoide, Mineralokortikoide und Androgene regulieren: ACTH (Adrenocorticotropin aus der Hirnanhangsdrüse) und CRH (Corticotropin-releasing Hormone). CRH fördert die Freisetzung von ACTH und wird im Nukleus paraventricularis, einem Teil des Hypothalamus, der im Zwischenhirn liegt, gebildet.

Wirkungen/Nebenwirkungen

Die Synthese und Sekretion der Kortikosteroide wird durch ACTH (Corticotropin), einem Hormon aus der Adenohypophyse (Hypophysenvorderlappen, auch Hirnanhangsdrüse) stimuliert. Ist die Menge der produzierten Hormone ausreichend, hemmen diese über einen „Feed-Back Mechanismus" (Rückkopplung) die weitere Sekretion von ACTH und somit ihre weitere Bildung. Dies geschieht solange bis die Konzentration unter einen bestimmten Wert fällt, dann wird ACTH wieder ausgeschüttet (s. Abb. 5).

Die Mineralokortikoide (Hauptvertreter Aldosteron) werden in der Zona glomerulosa, einem Teil der Nebennierenrinde (s. Abb. 5), gebildet und beeinflussen vorwiegend den Kalium-Natrium-Haushalt und damit den Wassergehalt des Körpers. Ein hoher Spiegel von Aldosteron bewirkt allgemein eine erhöhte Kaliumausscheidung und vermehrte Natriumretention (Rückhalt von Natrium im Körper). Dies kann zu Bluthochdruck und Herzrhythmusstörungen führen. Die Synthese und Sekretion der Mineralokortikoide wird zusätzlich über Angiotensin II, Natrium und Kalium reguliert. Steigt die Kaliumkonzentration im Körper, so werden vermehrt Mineralokortikoide gebildet. Dies führt in der Folge zu einer vermehrten Ausscheidung von Kalium. Ist umgekehrt die Menge von Kalium im Blut zu gering, wird in der Niere vermehrt Natrium ausgeschieden und dafür vermehrt Kalium rückresorbiert. Angiotensin II, ein Hormon, das die Gefäße verengt (Vasokonstriktion), hemmt wiederum die Bildung der Mineralokortikoide.

Glukokortikoide (Hauptvertreter Kortisol) werden in der Zona fasciculata (Teil der Nebennierenrinde) gebildet (s. Abb. 5). Sie vermitteln wichtige Wirkungen im Glucose-, Lipid- und Proteinstoffwechsel. Allgemein steigern sie den Eiweißabbau (Proteolyse) und die Konzentration des Blutzuckers im Blut. Gleichzeitig hemmen sie die Freisetzung von Insulin, wodurch die Fettsynthese und Einlagerung dieser im Organismus gehemmt wird.

Glukokortikoide wie Kortisol gelten allgemein als „Stresshormone". Bei erhöhter körperlicher und seelischer Anspannung werden diese vermehrt gebildet (s. Abschnitt Kortisol/Stress in Kap. 3.2.4). So steigert Kortisol die Leistungsfähigkeit durch ein erhöhtes Angebot von Glucose. Diese Steigerung kann jedoch auch krankhafte Züge annehmen, da der Blutzuckerspiegel auf ein Maß steigen kann, das dem eines Diabetes mellitus entspricht. Man nennt dies auch „Steroiddiabetes". Gleichzeitig unterdrückt Kortisol das Im-

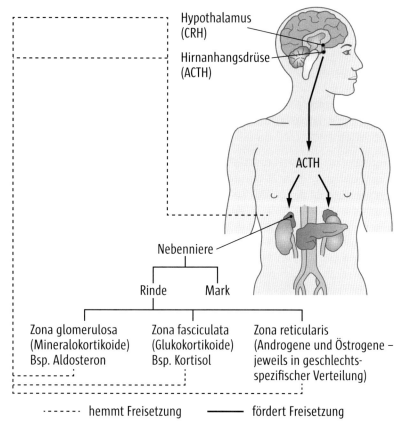

Abb. 5   Hypothalamus-Hypophysen-Nebennierenrinden-System

munsystem und hemmt Entzündungsprozesse. Kortisol und seine Derivate können daher zur Immunsuppression (Unterdrückung der Immunantwort) bei Autoimmunerkrankungen verwendet werden, bei denen der zugrunde liegende Krankheitsmechanismus in einer Fehlregulation des körpereigenen Immunsystems besteht. Bei Autoimmunerkrankungen wird körpereigenes Gewebe als „fremdes" erkannt und „bekämpft". In der Folge wird das Gewebe zerstört, womit letztlich der Körper/Gesamtorganismus zerstört wird.

Die Androgene (Hauptvertreter Dehydroepiandrosteron, DHEA) und zum Teil auch die Estrogene werden in der Zona reticularis (Teil der Nebennierenrinde) gebildet und vermitteln geschlechterspezifische Veränderungen im Körper wie zum Beispiel vermehrten Bartwuchs beim Mann, Brustwachstum bei der Frau, aber auch das Reifen von Eizellen und die Entwicklung der Fortpflanzungsorgane (s. Abb. 5).

Langfristig

Durch krankhafte Zustände, den Missbrauch oder die langfristige therapeutische Substitution kann es zu charakteristischen Krankheitsbildern kommen.

Die Androgene sind in ihren Wirkungen/Nebenwirkungen bereits bei den Anabolika behandelt worden. Generell kann man jedoch sagen, dass gravierende Nebenwirkungen viel häufiger durch den Missbrauch (z.B. im Bodybuilding) als durch „natürliche", krankhafte Zustände oder die ärztliche Verabreichung zu medizinischen Zwecken entstehen. Weitreichende Folgen eines „natürlichen" Überangebots von Androgenen sind nur bei einer sehr seltenen Erkrankung bekannt. So kommt es beim Adrenogenitalen Syndrom (AGS) durch einen Enzymdefekt (21-Hydroxylase-Mangels) zu einem Mangel an Mineralo- und Glukokortikoiden. In der Folge werden vermehrt Androgene gebildet. Dies führt beim Mann/Jungen zur verfrühten Pubertät und Wachstumsstörungen. Weitreichender sind die Folgen jedoch bei Frauen/Mädchen. Diese können „vermännlichen". Das heißt zum Beispiel: kein Brustwachstum, Unfruchtbarkeit, Haarwachstum nach männlichem Verteilungsmuster und Akne. Dieses Krankheitsbild wird auch als Hirsutismus bezeichnet.

Die Mineralokortikoide werden bei sehr seltenen Erkrankungen der Nebennierenrinde eingesetzt. Die Nebenwirkungen sind allerdings fast ausschließlich durch den krankhaften Zustand (z.B. Conn-Syndrom) bedingt. Die Nebenwirkungen unterscheiden sich je nachdem, ob ein Mangel oder Überangebot an Mineralokortikoiden vorliegt. Bei einem Mangel ergeben sich ein Natriumdefizit und Kaliumüberschuss. Dies führt zu Kreislaufproblemen (niedrigem Blutdruck) und Herzrhythmusstörungen. Das Überangebot begünstigt die Entstehung von Bluthochdruck, der in der Folge Herz und Nieren nachhaltig schädigen kann.

Die häufigsten Langzeitfolgen von allen Kortikosteroiden werden durch die Glukokortikoide verursacht, da diese häufig zu therapeutischen und missbräuchlichen Zwecken eingesetzt werden. Allgemein kann man sagen, dass Glukokortikoide den Stoffwechsel in eine katabole (abbauende) Situation bringen. Krankhafte Überproduktion oder längerfristige Einnahme von Glukokortikoiden erzeugen das charakteristische Krankheitsbild des Morbus Cushing (Cushing-Syndrom) mit Osteoporose, Diabetes mellitus, Fettsucht (mit typischen Fettverteilungsmuster: Stiernacken, Vollmondgesicht, Stammfettsucht) und Muskelschwund. Weiterhin kommt es zur vermehrten Wasserspeicherung im Gewebe (Ödeme), Magengeschwüren und Hautschäden (Geweberisse ähnlich den Schwangerschaftsstreifen, auch „Striae" genannt). Entscheidend für die Ausbildung eines Morbus Cushing ist die sogenannte „Cushing-Schwelle". Das ist die Menge an Glukokortikoiden, die täglich verabreicht oder körpereigen produziert zum Cushing-Syndrom führt. Sie liegt bei etwa 5–7,5 mg Kortisol. Der längerfristige Missbrauch von Kortikosteroiden kann zudem zur Nebenniereninsuffizienz (Morbus Addison) führen.

Psychisch

Glukokortikoide steigern die Leistungsfähigkeit und -bereitschaft. Sie können zu euphorischen Zuständen führen. Bei empfänglichen Personen wurden jedoch auch krankhafte Zustände bis hin zu Psychosen beschrieben.

Medizinische Verwendung

In den 1950er-Jahren gelang es Kortikosteroide aus Schweinenebennieren zu isolieren und diese medizinisch einzusetzen. Die Kortikosteroide, vor allem die Glukokortikoide haben damals die Medizin revolutioniert. Ähnlich den Antibiotika in den 1930/1940er-Jahren konnten mit den Glukokortikoiden erstmals zahlreiche Krankheiten behandelt werden, die sonst innerhalb kürzester Zeit zum Tode führten. Die Hauptwirkungen bestehen in einer Entzündungshemmung und Immununterdrückung. Die entzündungshemmende und immunsuppressive (immununterdrückende) Wirkung der Glukokortikoide ermöglichte so erstmals eine Therapie von Autoimmunerkrankungen, wodurch sowohl die Überlebenszeit deutlich verlängert, als auch die Symptome gelindert werden konnten. Weiterhin ergaben sich zahlreiche Einsatzmöglichkeiten bei diversen Hautkrankheiten (Lichen sklerosus, Schuppenflechte) und Asthma. Glukokortikoide wurden häufig und vielfältig angewandt. Alsbald wurden jedoch auch die Nebenwirkungen bekannt.

Die Mineralokortikoide werden bei seltenen Erkrankungen der Nebennieren eingesetzt. Dazu gehören der chronische Kaliummangel (beim Conn-Syndrom), die Nebenniereninsuffizienz (Addison-Syndrom) und eine Erkrankung, bei der nicht ausreichende Mengen von bestimmten Nebennierenhormonen gebildet werden können und es deshalb über Nebenwege zu einer Überproduktion von männlichen Hormonen kommt (sogenanntes Adrenogenitales Syndrom).

Applikationsform (Art der Anwendung)

Generell können und werden Kortikosteroide in sämtlichen Formen verabreicht (als Salben, Sprays, Lösungen u.a.). Weiterhin gibt es keine Applikationsform, die bei der Verabreichung von Kortikosteroiden kontraindiziert ist. So werden diese zum Beispiel periartikulär, inhalativ, peritendinös und epidural gegeben.

Geschichtliches

Kortikosteroide sind als Dopingmittel verboten, jedoch gibt es diesbezüglich Ausnahmen. So sind lediglich bestimmte Formen der Verabreichung verboten. Dazu gehören die orale, rektale, intravenöse oder intramuskuläre Anwendung. Weiterhin können bestimmte Formen der Anwendung von Glukokortikoiden mit Hilfe einer sogenannten „Ausnahmeregelung" für die therapeutische Anwendung benutzt werden. Für die intraartikuläre (in Gelenkräume), periartikuläre (um das Gelenk herum), peritendinöse (um Sehnen herum), epidurale (in die Umgebung der harten Hirnhaut), intradermale (in die Haut) und inhalative Anwendung ist eine Ausnahmegenehmigung zur therapeutischen Anwendung möglich. Ohne jegliche Einschränkungen ist lediglich die Anwendung von Glukokortikosteroiden zur örtlichen Anwendung bei Erkrankungen der Haut, der Ohren, der Nase, der Augen, der Wangen, des Zahnfleisches und des äußeren Afters erlaubt. Allgemein kann man sagen, dass Glukokortikosteroide im Sport zu den am häufigsten „legal" missbrauchten Substanzen gehören. Betrachtet man die „Ausnahmeregelungen" so sind diese sehr kritisch zu sehen (s. Abschnitt über Floyd Landis in Kap. 3.2.4). Diese begünstigen den Missbrauch, da lediglich die Form der Verabreichung gewissen Sanktionen unterliegt, während die Menge, die entscheidend für die Wirkungen und auch für den Missbrauch ist, außer Acht bleibt.

Dopingfälle, Besonderheiten und Kuriositäten

Kortisol/Stress

Die Gruppe der Glukokortikoide führt zu einer Unterdrückung des Immunsystems. Bei Stresssituationen, insbesondere bei dauerhaften, kann die Unterdrückung so stark sein, dass der Organismus besonders anfällig für schwere bakterielle und virale Erkrankungen wird. Dies ist auch der Grund, weshalb man nach dem Ende einer langen Stressphase (Prüfungen, Arbeit) zu Beginn des Urlaubs meist krank wird. Dann nämlich sinkt der Kortisolspiegel. Das Immunsystem reagiert in der Folge verstärkt. Die Immununterdrückung durch Stress bewirkt in diesem Zusammenhang auch das Wiederaufflammen von vergangenen viralen Infekten. Hatte man als Kind die Windpocken, so bleibt der Erreger „Varizella zoster" ein Leben lang im Körper versteckt. Eine längerfristige Stresssituation kann dann dazu führen, dass sich der Erreger wieder vermehrt und es zur Gürtelrose kommt (Herpes Zoster).

Floyd Landis

Der Tour de France-„Sieger" des Jahres 2006 zog sich im Jahr 2003 bei einem Radunfall eine schwere Verletzung der Hüfte zu, sodass es in der Folge zu einer Hüftkopfnekrose kam. Diese wurde jedoch erst 2004 diagnostiziert. Unter normalen Bedingungen, vor allem unter Berücksichtigung seiner Gesundheit, hätte er seine Karriere beenden oder zumindest unterbrechen müssen, denn die Hüftkopfnekrose ist nur durch einen Hüftgelenksersatz dauerhaft zu behandeln. Der entsprechenden Operation unterzog er sich jedoch erst 3 Jahre später, nachdem er im Jahr 2006 nach dem Toursieg unter Dopingvorwürfen seine Karriere vorübergehend beendete. Während seiner aktiven Zeit war es ihm erlaubt, über eine „Ausnahmeregelung" Kortison zu spritzen, um die Hüftkopfnekrose zu behandeln. Landis fuhr also „legitimiert gedopt". Er hatte die Lizenz, sich ohne Beschränkungen Kortison zu verabreichen. Wer damals die Tour de France 2006 verfolgt hat, kann sich sicher noch an die spektakulären Momente erinnern, als Landis erst auf einer Etappe einbrach, um dann am folgenden Tag die gesamte Elite des Radsports in einem 100 km Solo in den Bergen um 6 Minuten zu deklassieren. Nachdem seine Dopingprobe auf dieser Etappe positiv auf Testosteron getestet war, meinten die meisten, den Grund für sein Auftrumpfen erkannt zu haben. Es ist jedoch wissenschaftlich belegt, dass Testosteron die Leistungsfähigkeit in solch kurzer Zeit nicht so zu steigern vermag. Die Leistungsexplosion ist viel besser durch den „legitimierten" Missbrauch von Kortison zu erklären. So ist bereits seit den 1950er-Jahren bekannt, dass Kortison die Leistung enorm steigern kann. Dies führt jedoch in der Folge zur starken Erschöpfung, wodurch an den folgenden Tagen einer Rundfahrt die Leistung stark abfallen kann. So sind Berichte über Fahrer bei der Tour de France aus den 1950er/1960er-Jahren bekannt, bei denen diese an einem Tag die Konkurrenz um über eine halbe Stunde abhingen und dann an den folgenden Tagen vollkommen erschöpft hinter dem Peloton herfuhren.

Im Jahr 2010, 4 Jahre nach seinem vermeintlichen Tour de France Sieg, gab Landis zu, die meiste Zeit seiner Karriere gedopt zu haben und beschuldigte seinen ehemaligen Teamkollegen Lance Armstrong, ebenfalls seinen Leistungen nachgeholfen zu haben. Diese und weitere Aussagen ehemaliger Teamkollegen bildeten schließlich die Grundlage für den USADA-Report, der Lance Armstrong zu Fall brachte.

3.3   In bestimmten Sportarten im Wettkampf verbotene Wirkstoffe

3.3.1   Alkohol

Definition/Einführung

Ethanol, umgangssprachlich Alkohol, ist unter chemisch-physikalischer Betrachtung eine farblose, leicht entzündliche, stechend riechende Flüssigkeit. Ethanol gehört zu den Alkoholen und kann auf verschiedenen Wegen hergestellt werden. Die häufigste Art der Herstellung für den Genuss/Missbrauch ist die Gärung zuckerhaltiger Biomasse (Früchte, Getreide), wobei der Zucker hierbei zu Alkohol reduziert wird. Weltweit werden so jährlich etwa 33 Milliarden Liter Ethanol hergestellt. Ethanol ist das älteste und auf der Erde am weitesten verbreitete Rauschmittel, das in unterschiedlicher Form in nahezu allen demografischen Schichten konsumiert wird. Der Konsum ist in den meisten Ländern der Welt erlaubt. Das Führen von Fahrzeugen und Fortbewegungsmitteln aller Art unter Alkoholeinfluss ist jedoch entweder unter Strafe gestellt, stark eingeschränkt (Promille-Grenze) oder gänzlich verboten. Alkohol wird neben seiner Verwendung als „Genussmittel" in vielfältiger Hinsicht verwendet. So ist er essenzieller Teil von Kraftstoffen und

Lösungsmitteln. Da Alkohol in Getränken hoch versteuert wird („Brannt-weinsteuer"), wird der „industrielle Alkohol" ungenießbar gemacht (ver-gällt), um einem Missbrauch von steuerbefreitem Industrie-Alkohol ent-gegen zu wirken.

Tatsache ist, dass in Deutschland etwa 2 Millionen Menschen alkoholkrank sind und insgesamt circa 10 Millionen von der Abhängigkeit bedroht sind. In Deutschland sterben im Jahr etwa 50.000–70.000 Menschen an den Folgen des Alkoholmissbrauchs. Die häufigste alkoholbedingte Todesursache ist die Leberzirrhose (Funktionsverlust der Leber durch Umbau des Lebergewebes), gefolgt von der Pankreatitis (Bauchspeicheldrüsenentzündung). Im Vergleich zu den etwa 120.000 Menschen, die infolge des Tabakkonsums sterben, er-scheint diese Zahl gering. Betrachtet man aber die etwa 1.500 Personen, die jährlich durch andere illegale Drogen in Deutschland verstarben, wird das Gegenteil deutlich.

Von der WADA ist Alkohol lediglich im Wettkampf und dies auch nur in be-stimmten Sportarten verboten. Hierbei gilt seit 2009 ein einheitlicher Grenz-wert von 0,1 g/l.

Beispielsubstanzen

Zu den Alkoholen gehören zahlreiche Vertreter, jedoch ist nur Ethanol für den Menschen „verträglich". Die anderen Stoffe sind stark giftig und mit-unter bereits in geringen Mengen tödlich (z.B. Methanol).

Wirkung/Nebenwirkungen

Der Aufnahmeprozess von Alkohol

Die Verteilung des Alkohols im Körper läuft in drei Teilen/Schritten ab. Ein Teil des Alkohols wird bereits direkt im Magen durch das Enzym Alkoholde-hydrogenase zu Ethanal (Acetaldehyd) abgebaut. Acetaldehyd ist um ein viel-faches toxischer als Ethanol und für den Großteil der Wirkungen/Nebenwir-kungen von Ethanol im Organismus verantwortlich. Dieses wird dann durch Acetaldehyddehydrogenase weiter zu Essigsäure oxidiert. Die Essigsäure wird über den Citratzyklus und die Atmungskette in allen Zellen des Körpers unter Energiegewinnung zu CO_2 veratmet. Ethanol besitzt einen sehr hohen Ener-giegehalt (Brennwert). Dies ist auch einer der Gründe warum regelmäßiger

Alkoholkonsum „dick" macht. Alkohol wird aber oft auch als „leere" Kalorie/ Energie bezeichnet, da es keinen Nährwert in Bezug auf die Versorgung des Körpers mit Vitaminen und Spurenelemente besitzt, die überlebenswichtig sind.

Ein zweiter Teil des Alkohols, der nicht bereits im Magen abgebaut oder im Mund absorbiert wurde, gelangt über das Blut in die Leber und wird dort über die gleichen enzymatischen Prozesse wie im Magen „entgiftet", abgebaut und zur Energiegewinnung genutzt.

Ein dritter Anteil des Alkohols verteilt sich schließlich über das Blut im Organismus und entfaltet seine Wirkung systemisch.

Die Alkoholaufnahme wird dabei entscheidend durch verschiedene Faktoren wie zum Beispiel die Durchblutung des Magens beeinflusst. Warme alkoholische Getränke werden schneller resorbiert und der Alkohol kann so schneller seine Wirkung entfalten (z.B. Irish Coffee, Grog). Ein hoher Zuckergehalt beschleunigt die Aufnahme zusätzlich, genauso wie Kohlensäure. Fett verlangsamt dagegen die Aufnahme. Der „Verdauungsschnaps" führt so jedoch nicht zu einer verringerten Resorption des Alkohols, sondern lediglich zu einer zeitlichen Streckung, wodurch die Blutalkoholkonzentration folglich geringer ist.

Um die physiologischen Wirkungen von Alkohol zu beschreiben, ist die Alkoholkonzentration im venösen Blutkreislauf und in der Atemluft ein relativ objektives Maß. Das Ausmaß der physiologischen Beeinträchtigung ist jedoch nur bedingt möglich, da diese stark von individuellen Einflüssen, insbesondere der Alkoholgewöhnung und der körperlichen Konstitution, abhängen.

Die Höhe der Blutalkoholkonzentration (BAK) bzw. der Atemalkoholkonzentration (AAK) ist mit einer statistischen Wahrscheinlichkeit mit dem Risiko von Ausfallerscheinungen gegenüber dem nüchternen Zustand verbunden, die die Grundlage der gesetzlichen Promillegrenzen darstellen (s. Tab. 2).

Über die Blutalkoholkonzentration kann nach verschiedenen Berechnungsgrundlagen auf die Alkoholmenge rückgeschlossen werden. Bei der Alkoholaufnahme haben das Alter, die Größe, das Körpergewicht und das Geschlecht einen wichtigen Einfluss. Für die Bedeutung der einzelnen Einflussgrößen auf die BAK gelten: Im Alter verfügt die Leber nicht mehr über die „Entgiftungsleistung" wie in jüngeren Jahren. Das heißt, man wird schneller be-

Tab. 2   Verhältnisdarstellung von aufgenommener Menge Alkohol, daraus resultierender Blutalkoholkonzentration und deren Wirkungen im Organismus (Daten beziehen sich auf Durchschnittswerte, leichtere Probanden werden tendenziell größere Alkoholkonzentrationen bei gleichem Alkoholkonsum erreichen als schwerere)

Menge alkoholhaltiger Getränke	Blutalkohol	Wirkungen
1 Glas Bier (0,33 l) oder 0,2 l Wein	< 0,2‰	enthemmende Wirkung mit Steigerung der Redseligkeit
2–3 Glas Bier oder 0,5 l Wein	0,5‰	Nachlassen der Reaktionsfähigkeit, deutliche Erhöhung der Risikobereitschaft
4–5 Glas Bier oder 0,75 l Wein	1,0‰	beginnender Verlust der Bewegungskoordination und der Reflexe (Schwindel, Orientierungsstörung), gesteigerte Aggressivität
5–6 Glas Bier oder 1,0 l Wein	1,5‰	Plaudersucht, Selbstgespräche, Stottern und Schwanken, starke Betrunkenheit
7–10 Glas Bier oder 1,25–2 l Wein	2,0‰	schwerer Rausch mit Erbrechen, schwere Gleichgewichtsstörungen, teilweise bereits auch hilfloser Zustand
0,5 l Hochprozentiger (> 40‰)	ab 2,5‰	Störung/Aussetzen von Atmung und Blutkreislauf (Lebensgefahr!)
1 Flasche Schnaps	über 4‰	Lebensgefahr durch zentrale Atemlähmung, Aussetzen der Schutzreflexe (Tod durch Einatmen von Erbrochenem)

trunken und bleibt dies auch länger. Weiterhin gilt, je größer ein Mensch ist, umso mehr Alkohol kann er über den Schweiß verlieren (normalerweise etwa 5 %). Bei sehr großen Menschen (über 2 m) ist der Anteil des möglichen, über den Schweiß zu verlierenden Alkohols, leicht erhöht. Den entscheidensten Einfluss auf die Blutalkoholkonzentration haben jedoch das Geschlecht und das Körpergewicht. Frauen haben durchschnittlich einen höheren Körperfettanteil als Männer. Alkohol verteilt sich im Fettgewebe jedoch nur verlangsamt. Dadurch verteilt sich der Alkohol bei einer Frau, die beispielsweise 60 Kilo wiegt, auf weniger Körpermasse als bei einem Mann, der das gleiche Gewicht hat. Frauen erreichen somit schon bei geringeren Mengen Alkohol eine vergleichsweise hohe BAK bzw. AAK. Dieser Sachverhalt wird zusätzlich dadurch begünstigt, dass Frauen meistens deutlich leichter sind als Männer. Um eine verständliche Formel zur Hand zu haben, die jeder schnell zur eigenen Messung zur Verfügung hat und mit der jeder ungefähr die BAK abschätzen kann, bietet sich die Widmark-Formel an. Als Maßeinheit dient das Massenverhältnis Milligramm Alkohol pro Gramm Blut (mg/g), besser bekannt als Promillewert.

BAK: $c = A/r * m$

c = die Alkoholkonzentration im Blut in Promille

A = die aufgenommene Masse des Alkohols in Gramm (g)

r = den Verteilungsfaktor im Körper (0,7 für Männer; 0,6 für Frauen)

m = die Masse der Person in Gramm (g)

Beispiel: Eine Frau, die 1 l Bier mit 5% Alkohol trinkt und dabei 60 kg wiegt, hat eine Alkoholkonzentration von 1,1 Promille. Ein Mann, der die gleiche Menge trinkt, aber 80 kg wiegt, hat demnach „nur" 0,7 Promille Alkohol Blut.

Die AAK kommt dadurch zustande, dass über die Lungenbläschen (Alveolen) ein Kontakt mit dem Blut stattfindet, wobei beim Ausatmen Alkohol abgegeben wird. Als Maßeinheit dient die Alkoholmenge in Milligramm pro Liter Atemluft (mg/l). Eine direkte Umrechnung von AAK in BAK ist nicht exakt möglich, da sich das Verhältnis zeitlich verändert. Daher existieren in der Bundesrepublik Deutschland zwei separate Grenzwerte, die juristisch gleichgesetzt sind. Allgemein entspricht eine BAK vom 0,5 mg/g einer AAK von 0,25 mg/l. Wird beispielsweise eine AAK über dem Grenzwert beim Führen eines Pkws gemessen, so ist die BAK obligat, da ihr Wert als Referenz gilt.

Physiologisch/Kurzfristig

Die Wirkung von Alkohol ist individuell. So kann dieser betäubend oder stimulierend wirken, aber auch zu einem Stimmungswandel führen.

Ethanol führt zu einer Erweiterung insbesondere der peripheren Blutgefäße. Daraus ergibt sich das Empfinden von Wärme beim Konsum alkoholhaltiger Getränke. Tatsächlich ist dieser Vorgang sehr gefährlich und Ursache der meisten direkten Todesfälle durch Alkoholkonsum. Es wird durch Ethanol die natürliche Regulierung des Wärmehaushalts außer Kraft gesetzt. Da Ethanol zugleich betäubt, wird die bedrohliche Kälte nicht mehr wahrgenommen. Der Kältetod ist daher die häufigste Todesursache, die unmittelbar als Folge des hohen Alkoholkonsums auftreten kann. Besonders problematisch ist die Kombination von Alkohol mit Medikamenten und anderen Drogen, aus der sich zahlreiche Wechselwirkungen ergeben.

Weiterhin kann es nach dem Konsum von großen Mengen Alkohol zur akuten Alkoholvergiftung kommen, die zum Koma oder dem direkten Tod führen kann. Besonders gefährlich ist der schnelle Konsum von hochprozentigen Spirituosen, da die Übelkeitsschwelle langsamer eintritt als der Anstieg des Blutalkoholspiegels. Beim schnellen Trinken einer ganzen Flasche Schnaps kann durch Lähmung des Hirnstammzentrums, in dem die lebenswichtigen Funktionen wie Kreislauf oder Atmung reguliert werden, ein tödlicher Kollaps eintreten. Alkohol wirkt hierbei wie ein Narkosemittel. Eine weitere Problematik ergibt sich aus der zusätzlichen Vergiftung mit minderwertigen Nebenprodukten der Gärung bei verunreinigten Spirituosen. Diese enthalten häufig sogenannte Fuselalkohole oder Methanol, die zu starken Vergiftungssymptomen, angefangen von Erbrechen, über Kreislaufprobleme bis hin zur Erblindung oder gar zum Tod führen können.

Die Wirkungen von Alkohol kann man anhand der BAK relativ objektiv darstellen. Sie unterliegen jedoch der individuellen Reaktion und Gewöhnung. So liegt die letale Dosis (LD) für ungeübte Trinker etwa bei 3,0 bis 4,0 Promille. Bei Gewohnheitstrinkern (z.B. Alkoholikern) wurden jedoch auch schon Werte über 7 Promille bei Fahrzeugkontrollen gemessen. Bei einer akuten Ethanolvergiftung hilft es den Mageninhalt auszupumpen. Danach sollte viel Flüssigkeit aufgenommen werden oder als Infusion (physiologische Kochsalzlösung) zugeführt werden.

Langfristig

Der regelmäßige Konsum von Alkohol kann zu Abhängigkeit (Alkoholkrankheit) führen. Durch den Alkoholkonsum werden generell alle Zellen des Körpers geschädigt. Begünstigt werden die primären Schäden zusätzlich dadurch, dass sich Abhängige nicht mehr adäquat ernähren und der Organismus unter Nährstoffmangel und dessen Folgen leidet. Vor allem der Vitamin B1-Mangel führt langfristig zu bleibenden Schäden an Nervenzellen. Dies kann sich in einer dauerhaften Entzündung und Degeneration von Nerven (Polyneuritis) äußern. Die Folge davon können Epilepsie und Psychosen sein. Alkoholiker fallen so häufig erstmals auf, wenn sie ständig Verletzungen oder Unfälle haben (Fahrradunfälle, Stürze) und deshalb regelmäßig im Krankenhaus zur Behandlung erscheinen. Die Schädigung des Nervensystems durch Alkohol hat sogar eigene Syndrom-Krankheitsbilder etabliert. So bezeichnen die Wernicke-Enzephalopathie und das Korsakow-Syndrom Symptomkomplexe von Desorientiertheit, dem Erfinden von Tatsachen, um Gedächtnislücken zu füllen (Konfabulation), Gedächtnisverlust (retrograde Amnesie) sowie die Unfähigkeit neue Sachverhalte aufzunehmen (anterograde Amnesie).

Starker Alkoholkonsum führt zu erhöhter psychischer Emotionalität, einer veränderten Bewusstseinswahrnehmung und einer verringerten geistigen Leistungsfähigkeit. Alkoholabhängige erscheinen deshalb oft ängstlich, weinerlich und verletzlich.

Weiterhin wirkt sich Alkohol auf Sexualität und Fruchtbarkeit aus. So führt Alkoholkonsum vielfach zu einer Enthemmung, speziell bei Männern auch zu einer Steigerung der Libido. Parallel dazu verringert sich allerdings die Erektionsfähigkeit bis hin zur völligen Unfähigkeit einer Erektion (erektile Dysfunktion). Neuere Untersuchungen konnten zeigen, dass der väterliche Alkoholkonsum vor der Zeugung das Risiko einer Fehlgeburt erhöht und sich schädigend auf die embryonale und fötale Entwicklung auswirkt. Wesentlich schädlicher ist allerdings der Alkoholkonsum der Mutter während der Schwangerschaft, durch den sich das sogenannte „fetale Alkoholsyndrom" entwickeln kann. Dieses ist durch eine Beeinträchtigung der geistigen Entwicklung sowie durch körperliche Fehlbildungen gekennzeichnet.

Alkohol und Krebs

Alkohol fördert die Entstehung von Krebs in Mund- und Rachenhöhle, Kehlkopf, Speiseröhre, Leber, weiblicher Brust, Magen und Rektum (letzter Abschnitt des Darms vor dem Analkanal). Die Entstehung dieser Krankheiten wird durch Rauchen und mangelnde Ernährung zusätzlich begünstigt.

Medizinische Verwendung

In der Medizin wird Alkohol als Desinfektionsmittel zur Keimbeseitigung genutzt. Er zerstört Bakterien, ist jedoch gegen Viren nur eingeschränkt wirksam und gänzlich wirkungslos gegen Bakterien-Endosporen (z.B. Milzbrandsporen). Weiterhin wird er zur Verödung von Gewebe beim Menschen eingesetzt. So werden beispielsweise bestimmte Tumore (Nervenzelltumore) mit Ethanol „verödet". Andere Präparate enthalten Alkohol als Lösungsmittel (Hustensaft) oder als Konservierungsstoff. Ethanol stellt die Gefäße weit (vasodilatierend) und wird deshalb auch zur äußeren Anwendung eingesetzt (z.B. Franzbranntwein). Bei Vergiftungen mit Methanol wird als erste Maßnahme Ethanol intravenös gegeben, sodass die Leber bzw. das Enzym Alkoholdehydrogenase die Umwandlung des Methanols in seine toxischen Abbauprodukte hinausschiebt. Ethanol bindet etwa 25-mal stärker an Alkoholdehydrogenase als Methanol.

Applikationsform (Art der Anwendung)

Ethanol wird über die Schleimhäute resorbiert, somit ist eine Aufnahme über den gesamten Magen-Darmtrakt, angefangen über die Atemwege und den Mund bis hin zum Enddarm, möglich. Über die Haut ist die Aufnahme von Ethanol nur möglich, wenn diese verletzt ist. Alkohol wird in der Regel in flüssiger Form aufgenommen, kann jedoch auch intravenös (par enteral) verabreicht werden. Alkohol ist weiterhin eine flüchtige Substanz, verdampft leicht und gelangt so über die Luft in die Atemwege, wo er über die Schleimhäute resorbiert werden kann. Man kann also auch nur über die Atmung ausreichend große Mengen Ethanol aufnehmen, die für einen „Rausch" ausreichen.

Geschichtliches

Hinweise auf die Herstellung alkoholischer Getränke und die Beschreibung der Wirkungen von Alkohol finden sind bereits auf ägyptischen Schriftrollen, auf mesopotamischen Keilschrifttafeln und in der Bibel überliefert. In der Antike war der Wein ein wesentlicher Bestandteil römischer und griechischer Kultur. Bei den Germanen spielte der Met eine wichtige kulturelle Rolle. Die Herstellung von hochprozentigen Getränken wurde wahrscheinlich um etwa 1000 n. Chr. in der Türkei durch Destillation von Wein erstmals entwickelt. Nahezu jeder Kulturkreis besitzt so eigene alkoholische Getränke/Spirituosen (u.a. in Japan der Sake, in Schottland der Whiskey, bei südamerikanischen Indianern eine Form von Met). Durch die industrielle Produktion ist man heute in der Lage Alkohol in großen Mengen günstig herzustellen. In den Industrienationen haben die massive Vermarktung von günstigen alkoholischen Getränken und deren allgemeine Verfügbarkeit zu einem hohen Konsum geführt, der zunehmend auch Jugendliche und Kinder betrifft. So ist die Menge des in Deutschland konsumierten reinen Alkohols, der über alkoholhaltige Getränke stattfindet, seit den 1970er-Jahren bis heute nahezu konstant geblieben. Der Anteil der jugendlichen Alkoholtrinker ist in den Gruppen zwischen 12–15 Jahren und 16–19 Jahren jedoch stark gestiegen. Die Folgen des dauerhaften Konsums zählen als „alkoholbedingte Schäden" inzwischen zu den Zivilisationskrankheiten.

Im Sport ist Alkohol (Ethanol) in den nachfolgenden Sportarten verboten und dies auch nur im Wettkampf. Der Grenzwert (Blutwert), ab dem ein Dopingverstoß vorliegt, ist auf 0,10 g/L festgesetzt: Luftsport (FAI), Bogenschießen (FITA, IPC), Motorsport (FIA), Boule, Karate (WKF), Motorradsport (FIM) und Motorbootsport (UIM). In zahlreichen anderen Sportarten, in denen die Wirkung von Alkohol Vorteile bringen könnte, ist dieser nach den Regeln der WADA jedoch nicht verboten. Dazu gehören beispielsweise Billard, Golf und Tennis.

Dopingfälle, Besonderheiten und Kuriositäten

Gunnar Liljenvall – Olympische Spiele 1968

Der bekannteste Fall eines Sportlers, der wegen Alkoholkonsum disqualifiziert wurde, ereignete sich 1968 bei den Olympischen Spielen von Mexico City. Der schwedische Fünfkämpfer Gunnar Liljenvall wurde wegen „Alkoholmissbrauchs" beim Schießen disqualifiziert. Dies kostete ihm und seiner Mannschaft die Bronzemedaille.

Alkohol – positive gesundheitliche Wirkungen

Es ist umstritten, ob sich Alkohol positiv auf die Gesundheit auswirkt. So ist bewiesen, dass die Bestandteile des Weins (Polyphenole, Flavonoide) Zellen vor oxidativer Schädigung schützen. Diese Stoffe sind jedoch auch im Traubensaft enthalten. Problematisch ist vor allem, dass die Inhaltsstoffe von Spirituosen in Studien isoliert betrachtet werden. Es wird nicht berücksichtigt, dass mit dem Wein auch Alkohol aufgenommen wird, der den Körper schädigt. Dadurch werden eventuelle positive Effekte überbewertet. So führt Alkohol zu einem erhöhten Verlust von Vitaminen und Mineralstoffen, die den Organismus gleichsam wie Polyphenole vor oxidativem Stress schützen.

Alkohol in Maßen (vor allem Wein) hat jedoch durchaus positive Effekte auf die Gesundheit und Lebenserwartung. So wurden bei Mengen zwischen 20–

40 g Alkohol/Tag bei Männern und 10–20 g bei Frauen eine höhere Lebenserwartung festgestellt. Dies entspricht in etwa 1/4 Liter Rotwein oder 1/2 Liter Bier pro Tag. Oberhalb dieser Mengen kehrt sich die positive Wirkung eindeutig um.

Kritisch zu sehen ist in jedem Fall, dass viele Studien von Unternehmen direkt oder indirekt finanziert werden, deren vornehmliches Interesse weniger in der Gesundheit der Konsumenten, sondern in der Steigerung ihrer Umsätze liegt. Eine Metaanalyse im Jahr 2006 konnte zeigen, dass ein Großteil der Studien zu den Wirkungen/Nebenwirkungen von Alkohol gravierende, methodische Fehler enthält. So wurden in den Studien oftmals ehemalige Alkoholkonsumenten (mit all ihren durch den bisherigen Alkoholkonsum addierten Gesundheitsproblemen) in die Gruppe der Abstinenzler zugerechnet. Dadurch entsteht der „falsche" Eindruck, dass die (echten) Anti-Alkoholiker kürzer leben oder unter mehr Krankheiten leiden.

Bei der gesundheitlichen Bewertung von moderatem Alkoholgenuss wird generell häufig der Fehler gemacht, Ursache und Wirkung zu verwechseln. Ältere Menschen, die mäßig Alkohol trinken, sind scheinbar gesünder als gleichaltrige Nichttrinker. Das der Genuss von Alkohol oftmals eine Folge des guten Allgemeinbefindens und nicht dessen Ursache ist, bleibt außer Acht. Viele Menschen meiden Alkohol im Alter aufgrund gesundheitlicher Probleme. Zusammenfassend: Man ist nicht gesund, weil man „moderat" Alkohol trinkt, sondern weil man bei allgemeinem Wohlbefinden, als Zeichen von Gesundheit, eher Alkohol trinkt. Die Abstinenzler trinken meist aufgrund von gesundheitlichen Beschwerden oder Unwohlsein nicht, die zum Teil auch die Folgen eines zurückliegenden, jahrelangen exzessiven Alkoholkonsums sein können.

Alkohol und Asiaten

Es ist gesichert, dass die ursprünglich aus Ostasien stammenden Einwohner Amerikas („Indianer" und „Inuit") auf Alkohol erheblich empfindlicher reagieren als Europäer. Dies wurde beim Vordringen der Europäer auf den amerikanischen Kontinent gezielt ausgenutzt, indem Schnaps als „Feuerwasser" an einheimische Stämme verteilt wurde. Das Ziel bestand darin, Verträge über Gebietsabtretungen durch das Trunken-machen von Stammesführern zu erwirken. Auch Ostasiaten (z.B. Japaner) reagieren empfindlicher auf Alkohol als Europäer. Unter Schwarzafrikanern ist die Verträglichkeit sehr unterschiedlich.

Die Ursache liegt im Abbau des Alkohols. Asiaten haben weniger aktive Varianten des Alkohol-abbauenden Enzyms Alkoholdehydrogenase, daher akkumuliert das neurotoxische (nervenschädigende) Zwischenprodukt des Alkoholabbaus/der Verstoffwechselung „Acetaldehyd" im Organismus. Dieses beeinflusst und schädigt den Organismus nachhaltig und ist zum Großteil für das Ausmaß der als Alkoholwirkungen wahrgenommenen Erscheinungen ausschlaggebend.

3.3.2 Betablocker
Definition/Einführung

Betablocker (Synonym: Beta-Rezeptorenblocker, Beta-Adrenozeptorenblocker, β-Blocker) ist ein Sammelbegriff für eine Reihe von Arzneistoffen, die im Körper β-Rezeptoren blockieren und so die Wirkung von Stresshormonen/Stimulanzien (insbesondere Noradrenalin und Adrenalin) hemmen. Sie führen dadurch zu einer Senkung von Herzfrequenz und Blutdruck, außerdem zu einer geringeren Schlagkraft und Erregbarkeit des Herzens. Um dabei gezielten Einfluss auf einzelne Organe zu gewinnen und um Nebenwirkungen zu verringern, ist es das Ziel der pharmazeutischen Forschung, einzelne Rezeptortypen selektiv zu beeinflussen.

Beispielsubstanzen

- β_1-selektive/kardioselektive Betablocker: Atenolol, Bisoprolol, Metoprolol, Esmolol
- Nicht-selektive Betablocker: Propranolol, Timolol (als Augentropfen beim Glaukom), Carvedilol, Sotalol (wird zusätzlich zu den Kalium-Kanal-Blockern gezählt)

Wirkung/Nebenwirkungen

Betablocker hemmen die Wirkung von Adrenalin und Noradrenalin auf den Organismus, wodurch der stimulierende Effekt des Sympathikus (s. Abschnitt Sympathikus/Parasympathikus in Kap. 3.2.1) auf die Zielorgane gedämpft wird. Grundsätzlich werden zwei Typen von β-Rezeptoren unterschieden: Über die β_1-Adrenozeptoren wird vor allem die Herzleistung (Schlagvolumen und Herzfrequenz) und damit der Blutdruck gesteigert. Die β_2-Adrenorezeptoren wirken vornehmlich auf die glatte Muskulatur der Bronchien, der Gebärmutter und der Blutgefäße. Eine Hemmung dieser Rezeptoren wirkt kontrahierend auf die glatte Muskulatur. So kann sich auch der Tonus der Bronchialmuskulatur erhöhen, was zum Asthmaanfall führen kann. β-Blocker, vor allem β_2-Blocker, sind deshalb bei obstruktiven Lungenerkrankungen wie Asthma bronchiale oder COPD (chronisch obstruktive Lungenerkrankung) zu vermeiden.

Weiterhin unterscheidet man zwei Arten von Betablockern. Unselektive Betablocker wirken gleichermaßen auf β_1- und β_2-Rezeptoren. Die selektiven Betablocker hingegen wirken vorwiegend nur auf einen der beiden Rezeptortypen. Mit zunehmender Dosis wirken jedoch auch selektive Betablocker zunehmend unselektiv. β_1-selektive Betablocker nennt man kardioselektiv oder kardioprotektiv, da sie vor allem am Herzen wirken und dieses vor „Überlastung" bei Erkrankungen schützen. Sie führen seltener zur unerwünschten Bronchokonstriktion (Zusammenziehen der Bronchien).

Nebenwirkungen bei der Anwendung von β-Blockern

In der Regel sind Betablocker auch bei längerer Verwendung sehr gut verträglich. Meist kommt es jedoch nach dem Absetzen des Medikaments zu Nebenwirkungen, die jedoch reversibel sind. Die Ursache dafür liegt darin, dass der Körper durch die langfristige Gabe von β-Blockern sehr sensibel auf geringe Mengen Adrenalin und Noradrenalin reagiert. Wenn das Medikament abgesetzt wird, überwiegen die sympathischen (aktivierenden) Wirkungen, sodass der Blutdruck und die Herzfrequenz enorm steigen können.

Bei der Anwendung von Betablockern kann es zu einem starken Abfall des Blutdrucks mit Bradykardie (Puls unter 60/min) kommen. Bei Patienten kann es zu Durchblutungsstörungen an Armen und Beinen kommen (weiße Finger, kalte Hände und Füße), wenn deren Gefäße vorbestehend „verkalkt" sind (i.e. Arteriosklerose). Einige β-Blocker (z.B. Sotalol) können das Entstehen von seltenen, sehr gefährlichen Herzrhythmusstörungen begünstigen.

An den Atemwegen und der Lunge können β-Blocker zur Verschlimmerung von Asthma bronchiale und der chronisch obstruktiven Lungenerkrankung (COPD) führen. An der Haut kann eine Schuppenflechte oder ähnliche Hautveränderungen hervorgerufen oder verschlimmert werden. Im Stoffwechsel fördern alle β-Blocker (bis auf Carvedilol und Nebivolol) die Ausbildung des metabolischen Syndroms. Dieses ist gekennzeichnet durch Übergewicht,

Bluthochdruck, Erhöhung der Insulintoleranz (Verringerung der Glucose-aufnahme im Gewebe) sowie durch eine Störung des Fettstoffwechsels.

Bedingt durch die allgemein dämpfende, beruhigende Wirkung der β-Blocker kann es zu erhöhter Müdigkeit, Schlafstörungen, Schwindelgefühl, Halluzinationen, Depressionen und allgemeiner Lustlosigkeit kommen. Gleichsam sind Libido- und Potenzstörungen sowie Haarausfall beschrieben.

Medizinische Verwendung

β_1-Blocker werden unter anderem eingesetzt zur Senkung von Bluthochdruck (Arterielle Hypertonie), zur Behandlung der Folgen einer Schilddrüsenüberfunktion, bei Durchblutungsstörungen des Herzens (Koronare Herzkrankheit) sowie bei der Therapie der Herzschwäche (Herzinsuffizienz) und des Glaukoms (Augenhochdruck).

Weiterhin werden Betablocker bei Entzugserscheinungen durch Alkohol- und Nikotinabhängigkeit verabreicht, da sie den in diesem Zusammenhang auftretenden Migräneanfällen vorbeugen können.

Betablocker sollen bei allergischem Asthma, COPD, bestehender niedriger Pulsfrequenz (unter 50/min), niedrigem Blutdruck (unter 90 mmHg systolisch), Herzerregungsleitungsstörungen (AV-Block), Erektionsstörungen, schlecht eingestelltem Diabetes (Gefahr der Unterzuckerung) und einer speziellen Erkrankung der Koronarien, bei der diese sich unverhofft zusammenziehen und Symptome eines Herzinfarktes auslösen (Vasospastische Angina oder Prinzmetal-Angina), nicht verwendet werden.

Applikationsform (Art der Anwendung)

Betablocker werden in der Regel als Tablette gegeben. Sie können aber auch intravenös (par enteral) verabreicht werden. Das Ziel der Anwendung in Tablettenform besteht vor allem darin, durch die dauerhafte Gabe einen konstanten Wirkspiegel zu erhalten. β_1-Blocker werden deshalb am Anfang einer Therapie höher dosiert, um einen Wirkstoffspiegel im Blut aufzubauen. Sie müssen in kleiner werdenden Mengen abgesetzt werden, damit die Nebenwirkungen abgedämpft werden.

Geschichtliches

Betablocker sind im Sport nur bedingt von Vorteil, da sie die Leistungsfähigkeit (vor allem die Ausdauerleistungsfähigkeit) eines Athleten enorm einschränken. In einigen Sportarten können die dämpfenden, beruhigenden Wirkungen jedoch durchaus Vorteile bringen. Dies ist vor allem in Sportarten der Fall, in denen es auf ein „ruhiges Händchen" ankommt. Deshalb sind Betablocker nur in bestimmten Sportarten von bestimmten Verbänden und auch nur im Wettkampf verboten. Dazu gehören: Billard (WCBS), Bogenschießen (WA, auch außerhalb von Wettkämpfen verboten), Darts (WDF), Golf (IGF), Motorsport (FIA), Schießen (ISSF, IPC, auch außerhalb von Wettkämpfen verboten), Skifahren/Snowboarding (FIS), Skispringen sowie Freistil Snowboard (aerials/halfpipe und Snowboard halfpipe/big air).

Dopingfälle, Besonderheiten und Kuriositäten

Die „Betablocker" bilden zusammen mit „Alkohol" die zwei Kategorien für die gilt, dass diese nur in „bestimmten Sportarten" und nur „im Wettkampf" verboten sind, wobei sie im Bogenschießen und im Schießsport auch außerhalb der Wettkämpfe verboten sind. Generelles Problem ist, dass diese Einschränkungen und Verbote dem möglichen Missbrauch nicht gerecht werden und deshalb geändert werden sollten.

So ist bekannt, dass der Alkoholkonsum in geringen Mengen in vielen Sportarten Vorteile bringen kann. Es sollte daher für Alkohol in allen Sportarten ein Verbot im Wettkampf gelten oder zumindest ein einheitlicher Grenzwert für alle Sportarten eingeführt werden.

Bei den Betablockern gestaltet sich die Diskussion in Hinsicht auf Doping ebenfalls schwierig. So umfasst die Verbotsliste der WADA nicht alle Sportarten, in denen der Missbrauch Vorteile bringen kann. Man sollte deshalb den „Betablocker-Gebrauch" und auch den „Alkohol-Konsum" weiterhin in den benannten Sportarten verbieten und zumindest den Gebrauch/Missbrauch im Sport verfolgen, um darauf fußend eine Änderung/Anpassung von entsprechenden Verboten durchzuführen.

3.4 Spezielle Wirkstoffe oder das Überwachungsprogramm der WADA

Die WADA hat seit 2009 zusätzlich bestimmte Wirkstoffe in ein „Überwachungsprogramm" aufgenommen, um eine Missbrauchsentwicklung zu erkennen bzw. abzuschätzen. Diese Stoffe werden in Kontrollen getestet ohne primär verboten zu sein, unterliegen aber bestimmten Grenzwerten. Grund für diese Sonderregelung ist unter anderem die allgemeine Verfügbarkeit dieser Substanzen in Arzneimitteln, die leicht zu „unbeabsichtigten" Verstößen gegen die Anti-Doping-Regeln führen können. Im Fall eines Dopingverstoßes gibt es so einen gewissen Ermessensspielraum, der dem primär nicht-missbräuchlichen Gebrauch gerecht wird. Die Überwachungsliste unterliegt einer ständigen Anpassung und Änderung, um entsprechende Entwicklungen des Missbrauchs entgegen zu wirken. Zu dieser gehören aktuell bestimmte Stimulantien, Narkotika und Glukokotikosteroide.

Ephedrin und Methylephedrin, die fast immer Bestandteil von Erkältungsmitteln sind und dem Abschwellen von Schleimhäuten dienen, sind nicht verboten, wenn ihre Konzentration im Urin jeweils unter 10 Mikrogramm/ml liegt.

Cathin (Wirkstoff des Cath-Strauches) ist nicht verboten, wenn seine Konzentration im Urin unter 5 Mikrogramm/ml liegt. Das Kath-Kauen ist in vielen arabischen und islamisch geprägten Ländern Alltagsdroge und Kulturgut, ähnlich dem Kaffeegenuss (Koffeinkonsum) bei uns. Es gilt als leichtes Rauschmittel, welches bislang nur in seltenen Fällen bei Dopingkontrollen auffiel.

Eine Sonderstellung in der Gruppe der Stimulanzien nimmt Synephrin (ein Inhaltstoff von Bitterorangen) ein. Der Appetitzügler ist freiverkäuflich und wird aufgrund seiner chemischen Ähnlichkeit mit Ephedrin als potenzielles Dopingmittel betrachtet. Synephrin ist seit 2009 Teil des Überwachungsprogramms der WADA.

Generell sind alle sogenannten Imidazolderivate (z.B. Adrenalin) für die örtliche Anwendung erlaubt, auch wenn diese inhalativ oder parenteral verabreicht, stimulierend wirken. So ist die lokale Anwendung von Adrenalin zur Blutungsstillung (z.B. Gesichtsverletzung beim Boxen mit starkem Bluten) nicht verboten.

3.5 Sauerstoff-Gabe

Relativ aktuell hat die WADA den Besitz als auch die Verabreichung von Sprays, die die Aufnahme von komprimiertem Sauerstoff ermöglichen, im Wettkampf und im Training verboten.

Das Ziel des Missbrauchs der Inhalation von reinem Sauerstoff besteht auf der einen Seite in einer zusätzlichen Sauerstoffaufnahme während maximaler oder submaximaler Belastungen, wie sie zum Beispiel während Laufwettkämpfen Vorteile bringen kann. Da das Dosierspray klein und handlich ist, kann es so im Wettkampf mitgeführt werden und in entsprechenden Belastungssituationen verabreicht werden.

Auf der anderen Seite kann vor einem Wettkampf durch maximale Inspiration von Sauerstoff über ein Dosierspray und anschließendem „Luftanhalten" ein gewisser „Sauerstoffspeichereffekt" erreicht werden.

Die normale Atemluft enthält etwa 21% Sauerstoff, der über die Lungen dem Blut zum Gasaustausch zur Verfügung steht. Die Exspirationsluft enthält hingegen etwa 17% Sauerstoff. Wir können also etwa 4% Sauerstoff aus der Luft „ausschöpfen". Hält man die Luft länger an, geht man eine „Sauerstoffschuld" ein. Das heißt, der Körper muss ohne oder zumindest mit weniger Sauerstoff Energie herstellen. Dabei entsteht Laktat, welches den Atemantrieb noch zusätzlich verstärkt. Atmet man 100% reinen Sauerstoff, der über die Lungen dem Blut zum Gasaustausch zur Verfügung steht, hat man theoretisch 83% Sauerstoff zur Ausschöpfung zur Verfügung (100%-17% = 83%). Man kann sich vorstellen wie lange man dann die Luft anhalten könnte. So kann zum Beispiel ein Schwimmer, der kurz vor einem Wettkampf reinen Sauerstoff atmet, die ersten 50 m (bis zu 100 m) schwimmen ohne atmen zu müssen. Er kann dadurch eine optimale Schwimmposition einnehmen und sich gegenüber den anderen Wettkämpfern Vorteile verschaffen.

Wissenswertes: Der menschliche Organismus ist bekanntermaßen nicht in der Lage, Sauerstoff zu speichern. Man kann durch Hyperventilation (beschleunigtes, tiefes Atmen) lediglich das Hämoglobin, welches den Sauerstoff bindet, zu 100% mit Sauerstoff „aufsättigen" (alle Hämoglobinmoleküle haben Sauerstoff gebunden) und gleichzeitig das im Blut gebundene Kohlendioxid (CO_2) abatmen. Der Anteil des CO_2 im Blut ist unter normalen Bedingungen sehr fein reguliert und entscheidend für die Steuerung der Atmung (den Atemantrieb). Das Abatmen von CO_2 führt allgemein zur Verzögerung des

Atemantriebs. Das heißt, das Bedürfnis „Luft zu holen" kommt verspätet. Diesen Effekt machen sich auch „Apnoetaucher" (Tauchen mit angehaltenem Atem) zu Nutze, um länger unter Wasser bleiben zu können, bevor der quälende Atemreiz einsetzt. Problematisch ist jedoch, dass es über diesen Mechanismus des verzögerten Atemreizes beim Tauchen bereits zu einem Sauerstoffmangel kommen kann, bevor der Atemreiz einsetzt. Das heißt, man wird durch den Sauerstoffmangel bewusstlos, bevor man den Drang hat „Luft zu holen". Durch diesen physiologischen Effekt sind schon zahlreiche sehr erfahrene Schwimmer und Taucher ertrunken. Für die durch diesen Mechanismus ausgelöste plötzliche Bewusstlosigkeit beim Tauchen im Schwimmbad hat sich in Fachkreisen der Begriff „Schwimmbad-Blackout" durchgesetzt.

3.6   Xenon-Gas

Im Rahmen der Olympischen Winterspiele von Sotschi 2014 wurde bekannt, dass in diversen Sportarten von russischen Sportlern das Edelgas Xenon eingesetzt wurde/wird. Die Verwendung/der Missbrauch von Xenon stand nicht auf der Dopingliste der WADA.

Hintergrund der Einnahme stellen Tierexperimente von deutschen und britischen Wissenschaftlern dar, bei denen sich durch die Gabe von Xenon-Gas unter anderem die Konzentration von EPO und Testosteron im Körper steigern ließ. So berichtet Professor Dr. Mario Thevis, vom Institut für Biochemie der Sporthochschule Köln: „Innerhalb von 24 Stunden war die Produktion von EPO um den Faktor 1,6 auf 160% gesteigert worden!" Laut Berichten wird dieses Verfahren bereits Jahren missbraucht.

Der Generaldirektor des russischen „Atom-Med-Zentrums" bestritt, dass die Verwendung von Xenon Doping sei. Dem gegenüber bezeichnete der Gründungspräsident der WADA, Richard Pound, „die Verabreichung von Xenon aus nicht-therapeutischen Zwecken, stelle einen klaren Dopingverstoß dar!"

Inzwischen hat die WADA sowohl den Gebrauch von Xenon als auch Argon auf die Anti-Dopingliste gesetzt.

4 Dopingprävention – die Stunde Null

Ein altes Sprichwort besagt: „Wenn eine Taube auf ein Denkmal macht, zerstört man es nicht, sondern reinigt es!" Doping gab es immer und wird es immer geben. Es muss das Ziel sein, Doping auf ein „akzeptables" Maß zu reduzieren.

Das Problem ist, dass Doping im Sport zwar nicht öffentlich akzeptiert wird, aber die Erkenntnis dahingehend reichen muss, dass wir von einem gesamtgesellschaftlich existierenden Problem sprechen. Doping ist Teil unserer auf Leistung und Konsum orientierten Gesellschaft. Erst wenn diese erkennt, dass der Sport lediglich ein Spiegelbild der Grundprinzipien unserer Gesellschaft darstellt, wird man sich des Dopingthemas wirklich annehmen können. Nach wie vor wird der Sport jedoch losgelöst von unserer Gesellschaft betrachtet. Er soll ein „idealisiertes Bild" vermitteln, in dem Werte wie Fairness und Sportsgeist das Handeln bestimmen und nicht finanzielle Verdienstmöglichkeiten, Eitelkeit, Intrigen und Bestechung.

Doch seit dem Bestehen des internationalen Wettkampfsports gab es nie „Fairness", da letztlich schon die Verteilung der „Ressourcen" auf der Erde unterschiedlich ist. So wurde seit jeher alles dafür getan, sich Vorteile zu verschaffen und Doping ist nur ein Teil davon, unabhängig, ob dieses persönlich oder politisch motiviert ist.

Das Ziel muss langfristig in der Vereinheitlichung der internationalen Kontrollen und Regeln sowie deren Durchführung und Einhaltung sein. Trainingskontrollen müssen zielgerichteter und effizienter eingesetzt werden. Es müssen Strukturen geschaffen werden, die eine international einheitliche Sanktionierung von Sportlern unabhängig von national-politisch motivierten Interessen erlaubt. Des Weiteren muss aber auch ein Bewusstsein in der Gesellschaft geschaffen werden, dass der Wert des Sports im Allgemeinen, aber auch des internationalen Wettkampfsports, mehr ist, als erste und zweite Plätze. Der „Zweite" darf nicht länger als „erster" Verlierer gelten.

4.1 Ausblick

In Anbetracht der derzeitigen Situation wird sich der internationale Sport in den nächsten Jahren in Hinsicht auf die Dopingthematik voraussichtlich zwiespältig entwickeln. In den „Industrienationen" könnte es in Zukunft möglich sein, bestimmte Formen des Dopings stark einzuschränken. Anders sieht die Situation in weniger entwickelten Ländern und Schwellenländern aus. Hier fehlen zusätzlich die benötigten finanziellen Möglichkeiten für ein engmaschiges Kontrollsystem. Wenn man berücksichtigt, dass diese Länder zunehmend über die gleichen illegalen Mittel und Methoden des Missbrauchs verfügen wie Industrienationen, ist die Größe der aufkommenden Dopingprobleme nur schwer abschätzbar. Es wird sich auch zeigen, ob die westlichen Industrienationen damit leben können, dass wirtschaftlich aufstrebende Länder (wie z.B. China und Indien) in den nächsten Jahren bei internationalen Wettkämpfen die vorderen Ränge belegen oder ob „nachgezogen" wird. Vielleicht verlieren auch internationale Sportveranstaltungen wie die Olympischen Spiele vollkommen an Bedeutung, da sie zunehmend Ort des politischen Disputs bezüglich Doping werden. Denkbar ist aber auch, dass Rennen wie die Tour de France zukünftig wieder an Status gewinnen werden: Hier besteht die Möglichkeit, die teilnehmenden Teams längerfristig zu nominieren, womit Fahrer besser in entsprechende Dopingkontrollsysteme integriert werden könnten.

Derzeit fördert die WADA ein „Blutpass"-System, bei dem sich Sportler einer regelmäßigen Kontrolle ihrer Blutwerte unterziehen. Aus dem Verlauf dieser Werte können vielfältige Schlüsse, vor allem in Bezug auf den Missbrauch von Blutdoping, gezogen werden. Lobend erwähnt sei in diesem Zusammenhang auch das Anti-Doping-Programm des einst von der Dresdner-Bank Tochter „Kleinwort" geförderten Ironman Triathlon-Teams, in dem sich eine

Gruppe von erfolgreichen wie aufstrebenden Athleten dem Anti-Doping Kampf verschrieben hatte. Hier wurde dem seit der Affäre „Lothar Leder" über dem Triathlon liegenden Doping-Generalverdacht Einhalt geboten. Das Dopingprogramm wurde dabei mit einer Million Euro gefördert und beinhaltete neben dem Blutpass unter anderem auch die Erstellung eines Steroidprofils. Mit diesem kann unter anderem der sehr schwierig nachzuweisende Missbrauch von Testosteron erbracht werden.

Der sinnvollste Ansatz zur Dopingbekämpfung liegt jedoch in der Prävention. Umfragen haben gezeigt, dass im Alter von 10–11 Jahren die ersten Erfahrungen mit Drogen und/oder Dopingmitteln gemacht werden. Gleichzeitig ist vor allem aus Bodybuilderkreisen bekannt, wie schlecht diese über Doping und seine Folgen aufgeklärt sind. Es muss das Ziel sein, im Alter von 10–11 Jahren beginnend, in Schulen den Kindern und Jugendlichen mit adäquaten Maßnahmen und Methoden zu vermitteln, was Doping ist, welche Wirkungen es hat und wie die Folgen sind. Dabei kann es pädagogisch sehr sinnvoll sein, Dopingopfer/ehemalige Doper als Multiplikatoren einzusetzen. Diese können plastisch von ihren negativen Erfahrungen berichten. Dabei sollten Eltern, gleichsam wie ihre Kinder und deren Trainer involviert werden. Eltern müssen wieder bereit sein ihre Kinder, ohne Bedenken in Hinsicht auf Doping, auf Sportschulen zu schicken.

4.2   Kein Ende in Sicht

Im Juni 2010 wurde erstmals bekannt, dass der Internationale Radsportverband UCI (Union Cycliste Internationale), unter seinem Verbandspräsidenten Pat McQuaid, zwei Geldspenden von Lance Armstrong, dem 7-fachen Tour de France-Sieger, erhalten hatte. Es geht dabei um insgesamt mehrere 100.000 Dollar an „Spenden", die Armstrong bzw. seine Firma „Capital Sports and Entertainment" (CSE) im Jahr 2002 und 2005 an die UCI überwies. Der UCI wird nun vorgeworfen, Armstrong zu bevorzugen und Dopingfälle heruntergespielt und vertuscht zu haben.

Um die Tragweite dieses Falls in Hinsicht auf die gesamte Dopingproblematik im Sport zu verdeutlichen bzw. einschätzen zu können und um damit ein abschließendes und leider auch ernüchterndes Bild des Dopings im Sport, im Besonderen im Radsport zu zeigen, muss man die Zusammenhänge zwischen Verbänden, Dopingkontrollen, Sportlern, Medien, Industrie, sportlichen Leitern, Teamärzten und Politik abermals herausheben. Nur durch die Darstellung dieses Netzwerkes ist man in der Lage zu verstehen, welche Strukturen auch weiterhin das Doping ermöglichen. Der Radsport sei hier abermals exemplarisch erwähnt, da nur in diesem bislang die Ausmaße des Dopings bekannt geworden sind, wobei es dieselben Strukturen in anderen Sportarten in gleicher Form gibt und in diesen auch von vergleichbaren Ausmaßen des Dopings ausgegangen werden muss.

Grundsätzlich sind die meisten Sportarten über Verbandsstrukturen organisiert, welche die jeweilige/n Sportart/en nach außen repräsentieren. Es gibt nationale Verbände (im Radsport ist dies der Bund Deutscher Radfahrer [BDR]) und internationale Dachverbände (im Radsport die UCI). Neben repräsentativen Aufgaben beeinflussen die Verbände die Entwicklung einer Sportart maßgeblich, da sie bspw. die Qualifikationsnormen/Nominierungsbedingungen für nationale und internationale Wettkämpfe festlegen. Diese sind mitverantwortlich für die Dopingproblematik in allen Sportarten.

Neben dem Aspekt, dass die Erstplatzierten am meisten Geld in ihrer Sportart verdienen, besteht ein grundsätzliches Problem beim Doping darin, dass es ein hohes national- und politisch-motiviertes Interesse gibt, dass z.B. deutsche Sportler international erfolgreich sind. Für einzelne Sportartikelhersteller ist es für den Absatz ihrer Produkte wichtig, Identifikationsfiguren für ihre Produkte zu schaffen. Internationale Sportstars sind für die Industrie und für die Verbände eine Goldgrube, da sie ein positives Image der Sportart/Disziplin vermitteln und über dieses, so erhofft man sich, Umsätze gesteigert werden können, die letztlich dem Sportler, der Sportart, den Verbänden, der Industrie und der Wirtschaft zuträglich sind. Betrachtet man die Entwicklung der Verkaufszahlen für Rennräder und Radartikel in Deutschland nach dem Tour de France Sieg von Jan Ullrich 1997, so kann man sagen, dass durch ihn Radsport in Deutschland zu einem Massensport wurde, dessen Absatzzahlen seit dem Fuentes-Skandal im Jahr 2006 deutlich einbrachen. Das Problem für die meisten Profiteure des Sports besteht somit grundsätzlich nicht in der Tatsache, dass gedopt wird, sondern dass dieses bekannt wird und das Image einer Sportart schädigt, worunter letztlich der Umsatz leidet.

Lance Armstrong ist, neben Eddy Merckx, der einzige Weltstar, den der Radsport hervorgebracht hat. Somit ist es für den Verband von erheblichem Interesse, welches Image dieser nach außen trägt. Floyd Landis, der im Jahr

2006 die Tour gedopt gewann, langjährig mit Armstrong in einem Team fuhr, das Doping jahrelang abstritt und jetzt systematisches Doping zugab und Armstrong schwer belastet, behauptet, die „Spendengelder" seien in Absprache mit Pat McQuaid und dem ehemaligen UCI-Präsidenten Hein Verbrüggen getroffen worden, nachdem, so Landis, Armstrong während der Tour de Swiss, einem Vorbereitungsrennen der Tour, positiv auf EPO getestet wurde. Eine Zahlung erfolgte im Jahr 2002, die andere nach dem vorübergehenden Karriereende Armstrongs im Jahr 2005. McQuaid dazu:

> *„Es ist völlig normal, dass wir gute Beziehungen zu unserem größten Star des Sports haben, während wir versuchen, den Sport weltweit voranzubringen. Lance wird nicht bevorzugt behandelt und muss sich testen lassen wie jeder andere auch."* (Berliner Zeitung 2010)

Neben den bereits erwähnten Repräsentationsaufgaben des Verbandes, entscheidet dieser auch über die Anerkennung und die Sanktionierung von Dopingfällen. Es lässt sich somit kein gutes Bild von der UCI in Sachen Dopingbekämpfung zeichnen. Zumal Pat McQuaid den Chef der französischen Anti-Dopingagentur (AFLD) Pierre Bordry harsch anging als dieser der UCI ineffektive Dopingkontrollen vorwarf: „Bordry erzählt nur Mist und muss weg. Wir überlegen, rechtlich gegen ihn vorzugehen." Die AFLD war im Jahr 2008 nach Streitigkeiten des Tour de France-Organisators ASO mit der UCI beauftragt worden, die Dopingkontrollen der Tour durchzuführen. Dabei wurden im Verlauf drei Sportler mit dem damals neuen und bis dato als nicht-nachweisbar geltenden Blutdopingmittel CERA überführt. Damit gab es nach den Skandaltouren 2006 und 2007, die ähnlich wie die Tour 1998 beim Festina-Skandal kurz vor dem Aus standen, abermals Beweise, dass sich am Doping im Radsport nichts geändert hatte. McQuaids Aussage bezüglich Bordry ist unter dem Aspekt, dass die UCI im Jahr 2008 nach der Entscheidung der ASO massiv Druck machte, indem sie den an der Tour teilnehmenden Teams den Ausschluss und Strafen seitens der UCI androhte, besonders kritisch zu sehen. Bei der darauf folgenden Tour im Jahr 2009, nachdem die UCI wieder Schirmherr der Dopingkontrollen war, gab es „überraschenderweise" keinen positiv-getesteten Sportler. So fuhr Alberto Contador, der in Sachen Doping im Rahmen des Fuentes-Skandals bekannt ist, die Berge in neuen Rekordzeiten hinauf.

Unlängst hat das Engagement der USADA unter Travis Tygart dem Phänomen Armstrong mit dem USADA-Report ein Ende bereitet. Vom Ende des Dopings im Radsport kann jedoch nicht die Rede sein. Die Tür zum nächsten Zeitalter des Dopings ist erst aufgestoßen: das Gendoping. Wir werden sehen, welche Folgen dies für den Sport und seine gesellschaftliche Bedeutung hat. Eines ist sicher: Die therapeutischen Erfolge in Studien der Gentherapie lassen einen Missbrauch schon jetzt als sehr wahrscheinlich erscheinen.

4.3 Dopingkampf ist nicht zu gewinnen – der Fall Ettorre Torri

Der Präsident der italienischen Anti-Doping-Kommission und ehemalige Staatsanwalt Ettore Torri löste im Oktober 2010 einen Eklat aus, als er anführte, dass er den Kampf gegen Doping als aussichtslos sehe und sich sogar eine Freigabe von leistungssteigernden Mitteln vorstellen könne.

> *„(...) Ohnehin sind alle Radprofis gedopt und der Medikamentenmissbrauch nicht auszumerzen. (...) Alle Radprofis, die ich in letzter Zeit befragt habe, sagten, dass jeder dopt. (...) Je länger ich mich damit beschäftige, umso erstaunter bin ich, wie weit Doping verbreitet ist. Es wird sich nicht ausmerzen lassen. (...) Immer wieder werden neue, zunächst nicht nachweisbare Substanzen eingesetzt. Die Anti-Doping-Einrichtungen sind immer hinter den Dopern zurück." (Die Welt 2010)*

Testverfahren würden durch geschickte Betreuer unterlaufen. „Diese Trainer machen ihren Job wirklich gut. Sie sind in der Lage, gerade so viel einer Substanz zu verschreiben, dass sie unter den Grenzwerten bleibt", erklärte Torri. Dass nach seiner Meinung alle Radprofis dopen und nur einzelne erwischt würden, veranlasste Torri offenbar dazu, eine Dopingfreigabe als mögliche Lösung ins Gespräch zu bringen, wenn die Gesundheit der Radfahrer nicht gefährdet würde. „Es ist nicht fair, wenn wir einen von 100 des Dopings überführen, aber die anderen 99 auch gedopt haben, ohne dass sie bestraft werden", so Torri.

Die Aussagen sind nicht nur aufgrund der Position Torris besonders schwerwiegend, sondern zudem durch die Tatsache, dass Torri unter anderem Doping-Ermittlungen gegen die Giro d'Italia-Sieger Ivan Basso und Danilo Di Luca sowie Rad-Stars wie Alessandro Petacchi, Alejandro Valverde und Riccardo Ricco geführt hat. Diese Fälle hält er ebenso wie die jüngste Affäre um Tour de France-Sieger Alberto Contador nur für die Spitze des Eisbergs. Spekulationen um eine Amtsmüdigkeit, trat der 78-Jährige entgegen: „Ich gebe auf keinen Fall auf." Er räumte jedoch nach Angaben der „Gazzetta dello

Sport" eine gewisse Überforderung ein. So arbeitete man auf Basis des scharfen Anti-Doping-Gesetzes in Italien mit neun Staatsanwaltschaften zusammen. Diese operierten mit Hilfe von Durchsuchungen, Abhöraktionen und Vorladungen sehr viel effizienter im Kampf gegen Dopingdealer und -sünder als die Sportverbände.

Der oberste Präsident des Weltradsportverbands UCI, Patrick McQuaid meint:

> „Der Radsport zahlt für seinen Kampf gegen Doping einen extrem hohen Preis. Da können diese Aussagen alle, die diesen Sport ausüben und lieben, nur tief enttäuschen. Zu behaupten, alle Radprofis dopen, ist nicht nur eine infame Anschuldigung ohne objektiven Beweis gegen eine ganze Kategorie von Athleten, sondern es verneint auch die Glaubwürdigkeit von Dopingkontrollen und des gesamten Antidopingsystems." (Leipziger Volkszeitung 2010)

Schlusswort

Zum Ende möchten wir den international bedeutendsten deutschen Sportmediziner, langjährigen Leiter der Sporthochschule in Köln und unter anderem Entwickler zahlloser Messverfahren der Sportmedizin, Professor Dr. Wildor Hollmann, zu Wort kommen lassen und ihn zitieren:

„(...) 776 vor Christus wurden die Olympischen Spiele eingeführt, geendet haben sie 400 nach Christus per Dekret des römischen Kaisers. Und zwar deshalb, weil sie vollkommen verkommen waren. (...) Der Spitzensport klassischer Art ist für mich am Ende (...)"

Literaturverzeichnis

Aktories K, Förstermann U, Hofmann F, ForthW (2004) Allgemeine und spezielle Pharmakologie und Toxikologie. 9. Auflage. Urban & Fischer Elsevier München

Berendonk B (1991) Doping. Von der Forschung zum Betrug. Springer Verlag Berlin Heidelberg New York

Berliner Zeitung (2010) Der Zusammenbruch des Systems. Berliner Zeitung vom 12.07.2010. URL: http://www.berliner-zeitung.de/archiv/radprofi-lance-armstrong-hat-keine-chance-mehr-auf-den-sieg-bei-der-tour-de-france--groessere-sorgen-aber-sollte-ihm-ein-bestechungsvorwurf-machen-der-zusammenbruch-des-systems,10810590,10729392.html (abgerufen am 24.09.2014)

Bette K-H, Schimank U (2006) Die Dopingfalle – Soziologische Betrachtungen. Transcript Bielfeld

Bild (2008) Das 100-Meter-Finale war eine „Riesenverarschung". Bild vom 20.08.2008. URL: http://www.bild.de/sport/olympia/nennt-hundert-meter-weltrekord-usain-bolt-riesen-verarschung-5534916.bild.html (abgerufen am 24.09.2014)

Cycling4Fans (2004) Doping. Die Rolle der Ärzte im Dopingkomplex und Suchtproblematik. URL: http://www.cycling4fans.de/index.php?id=6053 (abgerufen am 24.09.2014)

Cycling4Fans (2014) Doping. Theorie, Diskussion – Hintergrundartikel. URL: http://www.cycling4fans.de/index.php?id=6113 (abgerufen am 24.09.2014)

D'hont J (2006) Erinnerungen eines Radfahrer-Pflegers. Van Halewyck Leuven

Deetjen P, Speckmann E-J, Hescheler J (2004) Physiologie. Urban & Fischer bei Elsevier München

Der Spiegel (2006) Nur die ganz Dummen. Spiegel online vom 14.08.2006. URL: http://www.spiegel.de/spiegel/print/d-48262955.html (abgerufen am 24.09.2014)

Der Spiegel (2008) Fabelrekord bei Olympia. Deutscher Läufer wirft Spitzensprinter Bolt "Riesenverarschung" vor. Spiegel online vom 20.08.2014. URL http://ml.spiegel.de/article.do?id=573160 (abgerufen am 24.09.2014)

Der Spiegel (2010) Entlastung für Tischtennis-Star: Ovtcharov vom Dopingvorwurf freigesprochen. Spiegel online vom 15.10.2010. URL: http://www.spiegel.de/sport/sonst/entlastung-fuer-tischtennis-star-ovtcharov-vom-dopingvorwurf-freigesprochen-a-723254.html (abgerufen am 24.09.2014)

Der Spiegel (2012) Dopingprozess: Chronologie im Fall-Contador. Spiegel online vom 06.02.2012. URL: http://www.spiegel.de/sport/sonst/dopingprozess-chronologie-im-fall-contador-a-813612.html (abgerufen am 24.09.2014)

Deutsche Sportjugend (dsj) (Hrsg.) (2014) Sport ohne Doping. URL: http://www.dsb.de/media/PDF/Anti_Doping/Sport_ohne_Doping.pdf (abgerufen am 24.09.2014)

Die Presse (2010) Causa Contador: „Plastiktest eindeutig Dopinghinweis". Die Presse vom 07.10.2010. URL: http://diepresse.com/home/sport/mehrsport/600249/Causa-Contador_Plastiktest-eindeutiger-Dopinghinweis (abgerufen am 24.09.2014)

Die Welt (2006) Ausdauerjunkies als Millionenbusiness. Der Ironman auf Hawaii floriert - auch weil die Bosse Geschäftsschädliches ausblenden. Die Welt vom 22.10.2006. URL: http://www.welt.de/print-welt/article89101/Ausdauerjunkies-als-Millionenbusiness.html (abgerufen am 24.09.2014)

Die Welt (2007) „Das Doping-System ist gerecht, weil alle dopen". Die Welt vom 01.07.2007. URL: http://www.welt.de/sport/article989475/Das-Doping-System-ist-gerecht-weil-alle-dopen.html (abgerufen am 24.09.2014)

Die Welt (2007) Thorpe bestreitet Doping-Vorwürfe. Die Welt vom 01.04.2007. URL: http://www.welt.de/sport/article788346/Thorpe-bestreitet-Doping-Vorwuerfe.html (abgerufen am 24.09.2014)

Die Welt (2010) Italiens Anti-Dopingchef für Doping-Freigabe. Die Welt vom 06.10.2010. URL: http://www.welt.de/sport/article10109242/Italiens-Anti-Dopingchef-fuer-Doping-Freigabe.html (abgerufen am 24.09.2014)

Fainuru-Wada M, Williams L (2006) Game of Shadows. Barry Bonds, Balco, and the Steroid Skandal that Rocked Professional Sports. Gothan Book New York

Franke W, Ludwig U (2007) Der verratene Sport – Die Machenschaften der Doping-Mafia. Täter, Opfer und was wir ändern müssen. ZS Verlag Zabert Sandmann

Frankfurter Allgemeine Zeitung (2009) Dopingbekämpfung in Gefahr. FAZ vom 28.02.2014. URL: http://www.faz.net/aktuell/sport/sportpolitik/doping/neues-kontrollsystem-dopingbekaempfung-in-gefahr-1774567.html (abgerufen am 24.09.2014)

Frankfurter Allgemeine Zeitung (2010) Freispruch für Dimitrij Ovtcharov. FAZ vom 15.10.2010. URL: http://www.faz.net/aktuell/sport/mehr-sport/dopingverdacht-freispruch-fuer-dimitrij-ovtcharov-11057128.html (abgerufen am 24.09.2014)

Hobermann J (1994) Sterbliche Maschinen – Doping und die Unmenschlichkeit des Hochleistungssports (aus dem englischen übersetzt: „Mortal engines – The Science of Performance and the Dehuminisation of Sport"). Meyer & Meyer Verlag Aachen

Hollmann W, Hettinger T (2000) Sportmedizin – Grundlagen für Arbeit, Training und Präventivmedizin. F.K. Schattauer Verlagsgesellschaft Stuttgart

Jendrick N (2006) Dunks, Doubles, Doping: How Steroids are Killing American Athletics. The Lyons Press Guilford

Jennings A (1996) Das Olympia-Kartell (die schäbige Wahrheit hinter den fünf Ringen). Rowohlt Taschenbuchs Verlag Hamburg

Kimmage P (2004) Raubeine rasiert. Bekenntnisse eines Domestiken. Covadonga Verlag Bielfeld

Leipziger Volkszeitung (2010) Radsportler fordern Rücktritt von Dopingjäger. LVZ online vom 07.10.2010. URL: http://www.lvz-online.de/sport/radsport/radsportler-fordern-ruecktritt-von-dopingjaeger/r-radsport-b-41508.html (abgerufen am 24.09.2014)

Medau HJ, Nowacki PE (1988) Frau und Sport I–IV. Perimed Fachbuch-Verlagsgesellschaft Erlangen

Meutgens R (2007) Doping im Radsport Verlag Delius Klasing Bielefeld

Mühlegg J (2004) Allein gegen alle. Wero Press Pfaffenweiler

Müller RK (2004) Doping – Methoden, Wirkungen, Kontrolle. Verlag O.H. Beck München

Neue Zürcher Zeitung (2002) „EPO wie 10 Liter Orangensaft". Armstrongs Wunderarzt. NZZ vom 12.07.2002. URL: http://www.n-tv.de/sport/Armstrongs-Wunderarzt-article125010.html (abgerufen am 24.09.2014)

Neue Zürcher Zeitung (2003) Dottore Mabuse und die Nackte von Goya. Conconi-Prozess endet mit Freispruch. NZZ vom 21.11.2003. URL: http://www.nzz.ch/aktuell/startseite/newzzDN9U3129-12-1.333417 (abgerufen am 24.09.2014)

Neues Deutschland (2013) Medaillen – koste es, was es wolle. BRD-Spitzenpolitiker wie Hans-Dietrich Genscher und Wolfgang Schäuble sollen Doping forciert haben. Neues Deutschland vom 08.08.2013. URL: http://www.neues-deutschland.de/artikel/829644.medaillen-koste-es-was-es-wolle.html (abgerufen am 24.09.2014)

n-tv (2007) Doping in der Telekom-Zeit. Dietz ist geständig. n-tv vom 21.05.2007. URL: http://www.n-tv.de/sport/Dietz-ist-gestaendig-article342014.html (abgerufen am 24.09.2014)

Pound R (2006) Inside Dope: How Drugs Are the Biggest Threat to Sports, Why You Should Care, and What Can Be Done About Them. Wiley VCH Verlag Weinheim

Schwäbische Zeitung (2007) Maßnahmen gegen Doping bleiben umstriten. Schwäbische Zeitung vom 20.06.2007. URL: http://www.schwaebische.de/home_artikel,-_arid,2018769.html (abgerufen am 29.09.2014)

Singer A, Treutlein G (2001) Doping – von der Analyse zur Prävention. Meyer & Meyer Verlag Aachen

Spitzer G (2007) Wunden und Verwundungen. Sport & Buch Strauß Köln

Stuttgarter Zeitung (2007) „Wir lassen den Sport nicht allein" – Schäubles Kampf gegen Doping. Interview mit Bundesinnenminister Dr. Wolfgang Schäuble. Stuttgarter Zeitung vom 10.03.2007. URL: http://www.bmi.bund.de/SharedDocs/Interviews/DE/2007/03/bm_interview_stz.html (abgerufen am 24.09.2014)

Voet W (1999) Gedopt. Der Ex-Festina Masseur packt aus. Sportverlag Berlin

WADA (2009) World Anti-Doping Code. URL: http://www.nada.de/fileadmin/user_upload/nada/Downloads/Regelwerke/080305_WADA-Code_v2009_En.pdf (abgerufen am 30.09.2014)

Wehling W, Dospil A (2005) Klinische Pharmakologie. Thieme-Verlag Stuttgart

Weinreich J (2006) Korruption im Sport – Mafiose Dribblings, Organisiertes Schweigen. Forum Verlag Leipzig

Winnen P (2007) Post aus Alpe d'Huez (aus dem niederländischen übersetzt: „Van Santander naar Santander. Brieven uit het peletton"). Cavadonga Verlag Bielefeld

Wollin A (2007) Doping – Der Drang zum Betrug. Tectum Verlag Marburg

Zylka-Menhorn V, Siegmund-Schultze N (2010) Dopingvorwürfe: Pechsteins Blut – ein Expertenstreit. Dtsch Arztebl 107 (12), A-538 / B-470 / C-462. URL: http://www.aerzteblatt.de/archiv/70326/Dopingvorwuerfe-Pechsteins-Blut-ein-Expertenstreit (abgerufen am 24.09.2014)

Weblinks

Adresse des Dopingopfer-Hilfevereins. URL: www.dohev.de

BISp – Bundesinstitut für Sportwissenschaft. URL: www.bisp.de

Cycling4fans. URL: www.cycling4fans.de

DOSB – Deutscher Olympischer Sportbund. URL: www.dosb.de

DSB – Deutscher Sportbund. URL: www.dsb.de

Europäische und internationale Verbände zur Dopingbekämpfung. URL: www.cafdis-antidoping.net

FIFA – Fédération Internationale de Football Association. (Internationaler Fußballverband). URL: www.fifa.com

Französisches Infotelefon zur Dopingproblematik. URL: www.ecoutedopage.com

IAAF – International Athletics Amateur Federation. (Internationaler Leichtathletikverband). URL: www.iaaf.org

Institut für Biochemie der Deutschen Sporthochschule Köln zur Dopingaufklärung. URL: www.dopinginfo.de

IOC – International Olympic Committee. (Internationales Olympisches Komitee). URL: www.Olympic.org

NADA – Nationale Anti Doping Agentur. URL: www.nada-bonn.de

UCI – Union Cycliste Internationale (Internationaler Radsportverband). URL: www.UCI.ch

WADA – World Anti Doping Agency (Internationale Antidopingagentur). URL: www.WADA-ama.org

Sachwortverzeichnis

Die Autoren

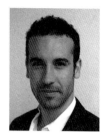

Dr. med. Norman Schöffel

Dr. med. Norman Schöffel ist mehrfacher Ironman-Triathlet, Ultramarathon-läufer und Experte auf dem Gebiet der Leistungsphysiologie am Institut für Arbeitsmedizin der Charité in Berlin. Sein Schwerpunkt liegt im Bereich EPO-Doping. Er arbeitet derzeit in der Klinik für Allgemein- und Viszeralchirurgie sowie im Zentrum für Sportmedizin des Unfallkrankenhauses Berlin. Er betreute medizinisch die Deutschen Schwimmmeisterschaften und Schwimmeuropa-meisterschaften 2014 in Berlin.

Professor Dr. med. Dr. h.c. mult. David Groneberg

Professor Dr. med. Dr. h.c. mult. David Groneberg ist Direktor des Instituts für Arbeits- und Sozialmedizin der Universität Frankfurt und Sportmediziner. Er war mit 28 Jahren der jüngste Medizinprofessor seit Bestehen der Bundesrepublik und gilt international als einer der führenden Wissenschaftler im Bereich der Arbeitsmedizin, Sportmedizin und Umweltmedizin. Er ist Mitglied der Arznei-mittelkommission der Bundesärzteschaft.

Dr. med. Henryk Thielemann, MBA

Dr. med. Henryk Thielemann ist Direktor der Klinik für Allgemein- und Visze-ralchirurgie des Unfallkrankenhauses Berlin. Er hat seine sportlichen Wurzeln im Kampfsport und kooperiert als viszeralchirurgischer Experte eng mit dem Zentrum für Sportmedizin des Unfallkrankenhauses Berlin. Weiterhin enga-giert er sich für die Implementierung sporttherapeutischer Maßnahmen bei Krebspatienten.

Professor Dr. med. Dr. h.c. Axel Ekkernkamp

Professor Dr. med. Dr. h.c. Axel Ekkernkamp ist Chirurg, Orthopäde, Unfall-chirurg und Sportmediziner. Er hat neun Jahre lang in der Jugend des DSC Arminia Bielefeld Fußball gespielt. 2011 war er Venue Medical Officer der FIFA Frauen Fußball WM in Berlin.

Beruflich leitet er das Unfallkrankenhaus Berlin und ist an der Universitäts-medizin Greifswald zuständig für Unfallchirurgie und Sporttraumatologie.